Alimentation, Shatkarmas
et
Amaroli

–

Alimentation yogique
&
nettoyage pour
la santé et l'esprit

Yogani

(traduit par Didier)

AYP-SÉRIE POUR L'ILLUMINATION SPIRITUELLE

Advanced Yoga Practices (AYP)

Pour plus d'informations :

www.advancedyogapractices.com

ISBN 978-1514675052 (Paperback)

ISBN 978-1-938594-33-5 (eBook)

De la modération en toutes choses...

Introduction

Même si les méthodes du Yoga sont nombreuses, le principe qui lui est sous-jacent est très simple. Le corps humain est une porte entre notre monde extérieur et un royaume intérieur sans limite de paix, d'amour et d'énergie créatrice. Quand la porte a été ouverte grâce à des pratiques spirituelles efficaces, la santé, la productivité et le bonheur dans la vie de tous les jours en sont le résultat naturel.

Alimentation, shatkarmas et amaroli donne des instructions pratiques sur tout un éventail d'approches et de techniques qui peuvent compléter une routine journalière de pratiques de yoga fondamentales comprenant la méditation profonde et le pranayama de la respiration spinale. Une fois que nous avons commencé à cultiver notre silence intérieur, nous sommes naturellement enclins à ajouter des moyens complémentaires pour améliorer notre purification interne et notre ouverture. Naturellement, nous allons examiner avec beaucoup d'attention la nourriture que nous mangeons et les méthodes disponibles pour nettoyer et régénérer le corps. C'est l'objet de ce petit livre.

Nous allons nous intéresser de près à quasiment tout ce que nous mettons dans notre corps, ainsi qu'à ce qui en sort, en mettant l'accent sur ce qui peut améliorer notre santé, tout en nous concentrant sur des méthodes éprouvées par le temps pour réaliser la transformation spirituelle humaine. Heureusement, ce sont les mêmes moyens qui servent à cultiver la santé et l'esprit.

Ce livre n'est pas sur *l'alimentation*, du moins pas au sens que l'on donne généralement à ce genre de livres : apporter des règles spécifiques sur ce qu'il faut manger ou non suivant une idéologie fixée une fois pour toutes, censée convenir à tous. La vie n'est pas si simple. Nous avons tous des besoins différents à différents moments de notre vie. C'est particulièrement vrai pour ceux qui s'engagent dans des pratiques yogiques, entraînant un changement continuel de leur neurobiologie interne vers de plus grandes ouvertures. L'alimentation va changer en conséquence, de même que le besoin de techniques de nettoyage et d'autres pratiques. Ce livre a pour objectif d'apporter des informations utiles sur l'alimentation et les méthodes de nettoyage pour aider les pratiquants de la spiritualité à faire des choix judicieux sur leur chemin.

La collection *AYP-Série pour l'illumination spirituelle* est une tentative pour présenter les méthodes les plus efficaces de pratiques spirituelles dans des livres de lecture facile que tout le monde peut utiliser pour avoir des résultats pratiques immédiatement et à long terme. Depuis leur début en 2003, les *Pratiques de yoga avancées (AYP)* ont été une expérience pour voir ce qui pouvait être transmis par écrit avec beaucoup plus de détails sur les pratiques que dans les écrits spirituels du passé.

Les livres peuvent-ils nous donner les moyens spécifiques pour fouler le sentier de l'illumination ou devons-nous nous abandonner aux pieds d'un *gourou* pour trouver le salut ? Eh bien, il est clair que nous devons nous abandonner à quelque chose, ne serait-ce qu'à notre propre potentiel inné à vivre une vie plus libre et plus heureuse. Si nous en sommes capables et si nous maintenons une pratique régulière, alors des livres comme celui-ci peuvent prendre vie et nous instruire des chemins de la transformation spirituelle humaine. Si le lecteur est prêt et si le livre en vaut la peine, des choses étonnantes peuvent arriver.

Même si ce livre porte le nom d'une seule personne, il est en fait le condensé des efforts de milliers de pratiquants à travers des milliers d'années. C'est la tentative d'une personne pour simplifier et rendre réalisable les méthodes spirituelles qui ont été démontrées par tant de personnes à travers l'histoire. Ma profonde gratitude va vers tous ceux qui m'ont précédé ainsi qu'aux nombreuses personnes avec qui j'ai le privilège d'être en contact à l'heure actuelle, qui se consacrent à leur pratique avec de bons résultats.

J'espère que vous trouverez ce livre utile pour votre voyage sur le chemin de votre choix.

Pratiquez avec sagesse et dans la joie !

Table des matières

Chapitre 1 – Vous êtes la Cité de Dieu

Les êtres humains ont des capacités remarquables pour atteindre ce que l'on a appelé *l'expérience spirituelle*. Personne n'en est exclu. Un monde merveilleux attend ceux qui veulent ouvrir la porte intérieure. Nous n'avons pas à aller plus loin que le fonctionnement de notre propre cœur, de notre mental et de notre corps. A travers ces aspects apparemment ordinaires de notre existence journalière, depuis notre propre intérieur, l'infini peut être dévoilé. Nous avons seulement besoin d'appliquer des méthodes ou des pratiques efficaces.

Grâce au travail d'innombrables sages et chercheurs à travers des milliers d'années, un large éventail de pratiques spirituelles s'offre aujourd'hui à nous. L'expérience a montré que certaines de ces pratiques sont d'une plus grande importance que d'autres, car elles provoquent en nous des changements fondamentaux qui servent de base aux pratiques et aux expériences suivantes. Il y a donc un ordre logique des pratiques qui peut nous permettre de suivre une progression méthodique à travers le labyrinthe de notre épanouissement. Ce n'est pas aussi difficile qu'on pourrait le croire, pour autant que nous ayons le désir de mettre en premier les pratiques les plus importantes. A partir de là, tout le reste suit plus ou moins automatiquement.

Avec les *Pratiques de yoga avancées (AYP)*, nous commençons avec une courte routine de *méditation profonde*, deux fois par jour. Quelques semaines ou mois après avoir appris la méditation profonde, nous pouvons ajouter le *pranayama de la respiration spinale* qui se pratique juste avant notre séance de méditation. Ces deux pratiques sont au cœur de l'approche AYP. Elles cultivent en nous deux qualités qui forment le fondement de toutes les pratiques suivantes et permettent l'émergence d'une expérience spirituelle profonde et sans fin imbriquée dans notre vie quotidienne. La méditation profonde cultive le silence intérieur, appelé aussi tranquillité. Le pranayama de la respiration spinale cultive la conductivité extatique, le flot de l'énergie divine dans notre corps et au-delà. Avec la montée de ces deux aspects de notre nature intérieure, toute une gamme d'autres pratiques va pouvoir être utilisée avec une efficacité qui enrichira considérablement notre expérience. Ces pratiques comprennent *le samyama, les asanas, les mudras, les bandhas, la recherche du Soi et les méthodes sexuelles tantriques*, pratiques expliquées dans les écrits AYP.

En plus de ces pratiques dont certaines sont plutôt étranges et considérées autrefois comme ésotériques, nous allons également examiner des aspects apparemment plus terre-à-terre de notre vie journalière : ce que nous mangeons et la façon dont nous gardons notre corps sain et en bon état de marche pour aider au mieux notre santé et notre développement spirituel. En matière d'alimentation et de nettoyage interne, des méthodes spécifiques peuvent être utilisées qui ont fait la preuve de leur efficacité, particulièrement à certaines étapes de notre développement intérieur.

Alors que les régimes alimentaires et les techniques de nettoyage interne ont le plus souvent été pensés pour obtenir et maintenir une bonne santé et la longévité, nous allons les étudier sous un angle différent. Nous considérerons la santé et la longévité comme des effets secondaires ou des avantages annexes de pratiques et de progrès spirituels solides. En fait, la santé physique est un résultat naturel de la santé spirituelle.

On dit que le corps humain est la *Cité de Dieu*. Pour que tout aille bien dans la cité, il faut remonter à la source avec des pratiques de base et ensuite stimuler et réguler le flot de l'énergie à travers la cité, de façon à porter la croissance à son plus haut niveau de fonctionnement. Une grande partie de ce processus est automatique, un produit de notre évolution intérieure naturelle. Avec les méthodes spirituelles, nous stimulons ce processus naturel. C'est dans cette optique

que nous allons examiner l'alimentation et les méthodes de nettoyage interne.

Une branche du yoga appelée « pureté »

De tous les systèmes de pratiques spirituelles qui nous ont été transmis à travers les siècles, le *yoga* est un des plus complets. Yoga veut dire « unir » ou « joindre ». Les méthodes du yoga facilitent l'union ou la jonction de nos natures intérieure et extérieure, la jonction de ce qui en nous est divin et de ce qui est du monde matériel. Pour cette raison nous parlons souvent du système nerveux humain comme de la porte entre ce monde et le divin. Pour vivre une vie divine, ici, sur terre, tout ce que nous avons à faire est d'ouvrir la porte. Nul besoin de partir au sommet d'une montagne. Nul besoin d'abandonner notre travail, de renoncer à nos possessions ou de quitter notre famille. En appliquant les méthodes du yoga quelques minutes chaque jour, nous pouvons continuer comme auparavant, en étant simplement plus heureux et plus efficaces dans notre vie quotidienne. C'est le vrai avantage du yoga.

Le système traditionnel du yoga tel qu'il est décrit dans les *Yoga-Sutras de Patanjali* comprend huit branches :

- **Yama** (règles)
- **Niyama** (observances)
- **Asana** (postures)
- **Pranayama** (techniques respiratoires)
- **Pratyahara** (retrait des sens)
- **Dharana** (attention sur un objet)
- **Dhyana** (méditation – dissolution de l'objet)
- **Samadhi** (absorption dans la pure conscience)

Une technique spécifique appelée *samyama* combine les trois dernières branches du yoga pour amener à ce que nous appelons *la tranquillité en action* dans notre vie quotidienne.

Les deux premières branches du yoga, *yama (règles) et niyama (observances)*, constituent des *codes de conduite*. Ils sont identiques à ce que nous trouvons dans toutes les traditions du monde : « ne faites pas ceci », « faites cela », etc.

Les règles et les observances comprennent :

- **Yama** (règles) – ahimsa (être non-violent), satya (être vrai), asteya (ne pas voler), brahmacharya (préserver et cultiver l'énergie sexuelle) et aparigraha (ne pas envier).

- **Niyama** (observances) – saucha (pureté), samtosa (contentement), tapas (chaleur/concentration/austérité), svadhyaya (étude du Soi et des écrits spirituels) et isvara pranidhana (abandon au divin).

Remarquez que *saucha* (pureté) est la première observance. C'est là que nous trouvons les principes concernant l'alimentation et les shatkarmas (les techniques de nettoyage du corps). Saucha est la branche du yoga qui traite de ces principes de comportement dont se préoccupe beaucoup notre monde moderne. Nombre d'entre nous vivent dans une culture obsédée par l'alimentation et le corps physique. Pour le yoga, saucha est important. Toutefois, ce n'est qu'une branche dans le large spectre de nos pratiques.

Alors que de nombreuses approches traditionnelles de l'enseignement du yoga considèrent qu'il est indispensable de pratiquer yama (règles) et niyama (observances) avant de s'engager dans les pratiques suivantes de la liste des huit branches, d'autres enseignements (AYP compris) ne partagent pas ce point de vue. Yama et niyama peuvent aussi être vus comme des effets dans une approche intégrée où l'on s'engage dans les pratiques commençant avec la méditation profonde, le pranayama, les postures et les autres méthodes, quelle que soit notre adhésion (ou non) aux préceptes de yama et niyama.

Yama et niyama sont des effets naturels d'une approche intégrée des pratiques.

C'est le résultat d'une qualité qui existe en chacun d'entre nous que nous appelons *l'interconnexion du yoga*. En d'autres mots, une pratique utilisée comme *cause* engendre d'autres pratiques en tant qu'*effets*. Plus la pratique utilisée comme cause est profonde, plus les branches additionnelles du yoga seront stimulées en profondeur. C'est ainsi que cela fonctionne.

Si nous commençons avec la méditation profonde et le pranayama de la respiration spinale comme pratiques de base, les aspects de la pratique contenus dans yama et niyama en résulteront de façon naturelle comme des effets. Ces effets deviendront à leur tour des causes dans notre pratique habituelle, et ce dans une bien plus grande proportion que si nous avions débuté avec les seules pratiques de yama et niyama.

Cela prend tout son sens quand on aborde l'alimentation et les nettoyages internes. Si nous utilisons les principes du yoga pour l'alimentation et les méthodes de nettoyage à cause de la montée du silence intérieur et de la conductivité extatique cultivés en nous par la méditation profonde et le pranayama de la respiration spinale, nous sommes en mesure d'en tirer le maximum d'avantages. En revanche, si nous nous obligeons à suivre des règles de conduite en adhérant aveuglément à des directives imposées de l'extérieur, nous pouvons créer bien plus d'obstacles à notre progrès spirituel que nous n'en enlevons. Ces obstacles sont dus à des conduites imposées et à toujours plus d'autocritique. Si notre comportement en matière d'alimentation et de nettoyage interne nous vient naturellement de l'intérieur, au lieu de nous être imposé de l'extérieur, nous obtiendrons bien davantage des mesures présentées dans ce livre.

Il est donc sage de commencer par bien se familiariser avec les pratiques de base de la méditation profonde et du pranayama de la respiration spinale. A partir de là, les principes de saucha (pureté et propreté) se développeront en nous naturellement.

L'approche AYP est de porter une attention sélective à yama et niyama, si nécessaire, pour un début rapide de la méditation profonde, du pranayama de la respiration spinale et des autres pratiques. Alors, les yamas et nyamas seront fortement stimulés par ces pratiques puissantes et fleuriront naturellement.

Cela veut-il dire que nous ne nous préoccupons pas du tout du rôle de l'alimentation dans notre vie ? Bien sûr que non. Cela veut dire que nous ne pouvons pas trouver la santé ou le bonheur avec une conduite imposée. La meilleure approche est d'éviter les extrêmes et de prendre toutes choses avec modération en *favorisant* les mesures dont nous savons qu'elles vont nous apporter une meilleure santé et davantage de bonheur. Avec le temps, en continuant nos pratiques de yoga, notre chemin s'éclaircira et nous pourrons laisser notre comportement changer peu à peu en suivant notre intuition, intuition qui va grandir régulièrement à proportion de notre silence intérieur et de notre conductivité extatique.

En cours de route, notre perception intérieure s'affinera toujours plus et nous apprendrons à écouter notre corps et à respecter ses besoins en bien des choses, y compris l'alimentation et le nettoyage interne. A un moment donné, nous pourrons aussi nous intéresser tout naturellement à la pratique controversée d'*amaroli* (urinothérapie), une technique puissante de rajeunissement liée à la fois à l'alimentation et au nettoyage interne.

Les neuf portes du corps

Dans la tradition ancienne du yoga, l'analogie avec la *Cité de Dieu* est poussée un cran plus loin. La Cité est censée avoir *neuf portes*. Ce sont les orifices naturels du corps humain : deux yeux, deux narines, deux oreilles, la bouche, l'urètre et l'anus. Pour prendre en considération les deux sexes, ce qui n'était pas vraiment le cas dans l'ancien temps, il faut mentionner qu'une femme a dix portes, en ajoutant le vagin. Pour les méthodes décrites dans ce livre, cela ne fait pas une grande différence contrairement à d'autres domaines du yoga, particulièrement le *tantra*.

Dans ce livre, nous nous préoccupons de la façon de nourrir le corps et de cultiver les énergies internes. Au plan physique, il s'agit de ce qui entre et de ce qui sort. A un niveau plus subtil, il s'agit de soutenir la purification et l'ouverture dans les strates les plus subtiles de notre neurobiologie. C'est de ce point de vue que nous examinerons ce que nous mangeons : *l'alimentation* et les techniques de nettoyage : *les shatkarmas*. Et c'est aussi de ce point de vue que nous examinerons comment recycler l'urine dans le corps : *amaroli*. Tout cela a pour but d'aider ce que nous appelons la montée de la *conductivité extatique* dans le système nerveux. Les pratiques serviront ainsi à renforcer des connexions neurobiologiques spécifiques comprenant :

- **La bouche, l'urètre et l'anus** – en relation avec la neurobiologie du circuit gastro-intestinal (GI).
- **Les fosses nasales, les yeux et les oreilles** – en relation avec la neurobiologie du cerveau et du nerf spinal.

En agissant sur le flot de l'énergie et/ou de la nourriture passant à travers ces portes, nous pouvons aider considérablement à faire émerger la conductivité extatique à travers le système nerveux tout entier.

Ces mesures, ajoutées à toutes les autres pratiques décrites dans la *Série pour l'illumination spirituelle-AYP*, faciliteront l'expansion continue du silence intérieur et de la conductivité extatique, conduisant à des perceptions et expériences de plus en plus subtiles. Cela arrivera, quand nous entendrons l'appel intérieur à nous engager de façon naturelle dans les pratiques touchant à l'alimentation, aux shatkarmas et à amaroli.

L'appel intérieur

Qu'est-ce qui nous pousse à changer notre alimentation ou à commencer une pratique de yoga qu'auparavant nous avions pu considérer comme un peu étrange ? En fait, pourquoi changer quoi que ce soit à notre façon de vivre ?

Le désir de nous sentir en meilleure forme est la raison la plus fréquente de faire de tels changements. Autrement dit, c'est pour notre santé et notre bien être que, le plus souvent, nous sommes incités à apporter des changements à notre alimentation et à d'autres aspects de notre routine. Il s'agit de causes et d'effets.

Si nous sommes en surpoids et ne nous sentons pas bien, une des premières choses que nous ferons sera de vouloir perdre du poids. Une industrie générant des milliards de dollars s'est développée autour de ce simple besoin de se sentir mieux. De plus, nous pouvons nous sentir en pauvre condition, car notre corps manque d'exercice physique. Quand le corps s'affaisse, le mental et les émotions suivent. En conséquence, une autre industrie aux milliards de dollars s'est développée autour des exercices physiques.

Tout ce que nous voudrions, c'est nous sentir mieux, nous sentir entier !

Que signifie se sentir entier ? Evidemment, si nous nous plaçons uniquement sur le plan physique, cela veut dire d'être en bonne santé et en bonne condition physique : alimentation et exercice.

Et pourtant, un jour nous serons vieux. Peu importe que nous ayons mangé correctement, peu importe la quantité d'exercices que nous ayons pu faire, à la fin nous dépérirons physiquement. C'est la vie sur cette terre. Nous naissons, nous vivons le temps qui nous est imparti et nous mourons. N'y a-t-il rien de plus ? Si tel est le cas, inutile de lire plus avant, puisqu'un style de vie sain suffit à lui seul pour arriver au bout de nos cinquante ou cent années et il y a plein d'endroits où trouver des conseils de ces industries aux milliards de dollars qui s'occupent d'alimentation et d'exercices physiques. Jusqu'où sommes-nous prêts à aller pour gagner quelques années de plus sur cette terre ?

Ou peut-être suffit-il simplement de se sentir mieux aujourd'hui. Si c'est notre but, cela ouvre une nouvelle avenue, car il est possible aujourd'hui de se sentir *toujours* bien, même quand le corps se dégrade avec l'âge ou quand, tôt ou tard, d'autres maladies réclameront notre corps. Il nous est possible de nous sentir toujours bien, quelles que soient les circonstances extérieures. C'est un accomplissement spirituel. C'est *quelque chose de plus* qui va bien plus loin que tout ce que peuvent proposer les industries consacrées à l'alimentation et aux exercices physiques. C'est là que l'industrie du yoga entre en jeu, moins importante que les autres mais en pleine croissance, prenant en compte l'alimentation et les exercices, tout en ajoutant une dimension complètement nouvelle, une dimension spirituelle.

Avec le yoga, nous savons quelles sont les bases d'une vie saine, et que nous pouvons faire encore bien plus. Les méthodes du yoga peuvent non seulement prolonger notre longévité mais aussi aller bien au-delà des limitations de notre corps physique, vers notre dimension spirituelle.

Nous avons tous, en nous, des capacités innées qui peuvent être stimulées par différentes méthodes pour révéler un plus grand potentiel. Ce potentiel est en-dehors du temps, des hauts et des bas de notre corps et de notre vie de tous les jours. Et pourtant, ces qualités peuvent être cultivées tout en menant une vie normale et peuvent nous soutenir à travers toutes les péripéties de la vie : « dans la santé et dans la maladie ».

Si nous sommes capables de devenir consciemment ce bonheur permanent qui est là, en nous, ce qui peut arriver au corps ne nous anéantira pas. Le silence intérieur et le rayonnement extatique sont les qualités dont nous parlons ici. Quand ces qualités deviennent une expérience à plein temps dans notre vie, nous avons résolu le problème de se *sentir bien* pour cette vie et au-delà.

C'est ce que nous appelons : *illumination.*

Enfouie en chacun de nous est la connaissance de nos possibilités et par moments nous en sentirons l'appel. En fait, nous le sentons tout le temps. C'est notre nostalgie de plus de bonheur sous toutes ses formes. Notre désir de nous sentir mieux est donc un appel qui vient de l'intérieur.

Si nous sommes engagés dans des pratiques de yoga comme la méditation profonde, le pranayama de la respiration spinale et d'autres, l'appel qui monte en nous devient plus subtil. Notre sensibilité s'affine en même temps que nos besoins et nous sommes appelés à faire ces choses que nous n'aurions même pas imaginées autrefois. Nous pouvons mettre en question nos propres pulsions internes. Avec les méthodes du yoga dans le tableau, nous apprendrons graduellement à faire confiance à l'appel qui vient de l'intérieur. Nous apprendrons à faire confiance à notre intuition qui devient plus subtile.

Si nous persévérons avec les pratiques de yoga suffisamment longtemps, il deviendra plus facile et même évident de prendre les bonnes décisions pour avoir une vie saine. Cela ne signifie pas que nous connaissons les conséquences de toutes choses ni qu'elles semblent toujours conformes à ce que nous voulons. Nous en venons à savoir que le silence intérieur est la meilleure rampe de lancement pour tout ce qui se passe dans notre vie. De notre silence intérieur émane une connaissance au-delà de toute compréhension. Avec le temps, l'expérience le vérifie. Ainsi, le silence intérieur immuable, gagné dans la méditation profonde, accomplit les conditions de yama et niyama.

Mais plus encore, nous devenons notre propre boussole au niveau le plus profond de l'épanouissement spirituel, épanouissement qui est au-delà des règles de yama et niyama, C'est la liberté de choisir ce qui aide notre vie et celle de ceux autour de nous.

Chapitre 2 – Alimentation yogique

Le sujet de l'alimentation humaine est un champ vaste et divers, plein d'experts aux compétences irréprochables dont beaucoup ont des vues opposées sur ce que nous devrions ou non manger. Les débats sans fin sur l'alimentation peuvent être très passionnés et deviennent souvent embrouillés et confus. Nous essaierons de ne pas prendre parti.

En fait, nous n'allons pas nous appesantir sur tous les détails de l'alimentation afin de résumer l'essentiel de ce qu'il faut savoir pour une approche complètement intégrée des pratiques du yoga. Si nous pouvons comprendre notre relation à l'alimentation suffisamment bien pour permettre à nos habitudes alimentaires d'évoluer de façon naturelle, en harmonie avec l'appel de notre silence intérieur en train de monter, alors le reste se fera tout seul.

Nous nous proposons d'examiner plus en détail le lien entre l'alimentation et la croissance spirituelle et, ce faisant, nous découvrirons sans peine les principes essentiels d'une nourriture saine. Ce n'est pas si compliqué si nous abordons le problème de l'intérieur, plutôt que d'entrer dans tous les détails. C'est la clé pour voir si l'alimentation est en rapport avec le chemin spirituel. Après tout, si notre corps nous dit ce que nous devons manger pour notre santé et notre bien-être spirituel et si nous avons développé la capacité d'écouter et de favoriser ces tendances internes naturelles, que faut-il dire de plus ?

Sommes-nous ce que nous mangeons ?

Un vieil adage dit : « Vous êtes ce que vous mangez ». Nous allons nous inscrire en faux contre cette affirmation. Elle ne s'applique que si nous croyons être notre corps, si nous ne faisons pas entrer dans l'équation ce que nous sommes réellement. S'il ne s'agit que de nourriture et de corps, la question reste posée : qui est celui qui mange ?

La raison principale de l'échec de presque tous les régimes au bout de quelques mois est qu'ils sont basés sur le corps et ne tiennent pas compte de celui qui est derrière le fait de manger. Ils supposent que nous sommes ce que nous mangeons.

La vérité est que nous ne sommes pas ce que nous mangeons. Nous sommes la *conscience sans limite de pure félicité,* et rien de ce qui peut arriver sur le plan terrestre ne peut changer cette réalité.

Il nous suffit de réaliser ce que nous sommes, même en vivant dans ce corps ici et maintenant. Ainsi, notre vie évoluera peu à peu pour refléter la *vérité* qui vit en nous éternellement, qui est ce que nous sommes. Nos habitudes alimentaires évolueront en parallèle avec l'affinement de nos perceptions et de nos actions dans tous les domaines de notre vie. Cela paraît simple, c'est bien le cas !

Posez la question à ceux qui ont pratiqué la méditation profonde pendant quelques semaines ou mois, et vous entendrez vraisemblablement qu'en plus d'une conscience accrue de ce qu'il faut faire pour être plus heureux dans son comportement dans la vie quotidienne, il y a aussi une meilleure prise de conscience d'une alimentation saine. Cela arrive tout simplement.

En quoi consiste une alimentation saine ?

C'est une question que posent souvent ceux qui deviennent plus conscients de ce qu'ils mettent dans leur corps.

« Que puis-je faire pour améliorer mon alimentation ? »

Il se peut que la question ne relève même pas de préoccupations de poids ou de santé. Elle peut se référer simplement à la façon de mieux exprimer nos valeurs intérieures dans la vie quotidienne. La motivation concernant l'alimentation qui vient de cette façon n'est pas basée essentiellement sur des préoccupations matérielles. Parce qu'elle vient d'abord de l'intérieur, plutôt que de dépendre des besoins du corps, elle aura cette qualité d'être en-dehors du temps. C'est le genre de motivation alimentaire qui peut durer longtemps et avoir des résultats durables. C'est un changement qui ne dépend pas seulement de la force de la volonté (qui tôt ou tard échouera), mais de la force de la *vérité* qui émane de nous.

Avec la question venue du bon endroit, au plus profond de notre être, nous savons automatiquement quelle est l'action juste. Dans ce cas, l'information précise sur ce qu'il faut manger est en pratique une pensée qui vient après coup, car le comportement correct est inévitable une fois clairement entendu l'appel venu de l'intérieur. Toute information donnée sera, en définitive, utilisée dans le bon sens.

Pour ceux qui s'engagent dans les pratiques du yoga et ressentent l'appel intérieur pour une nourriture plus harmonieuse, nous pouvons proposer quelques conseils d'ordre général.

Dans les écrits AYP, nous les avons précédemment résumées en une phrase : permettez à votre alimentation d'évoluer de façon naturelle pour devenir *légère et nourrissante*.

Légère et nourrissante, cette expression est synonyme de la terminologie sanscrite d'*alimentation sattvique*, qui veut dire *alimentation yogique*.

Croyez-le ou non, c'est le seul conseil dont a besoin le pratiquant qui se consacre au yoga, et il n'est peut-être même pas nécessaire quand le guide intérieur conduit vers la purification et l'ouverture, guide facilement disponible pour ceux qui sont engagés dans une pratique journalière de la méditation profonde et des autres pratiques de yoga. Néanmoins, nous allons aller plus loin et développer ce conseil de base, en examinant les points-clés de l'alimentation du point de vue du yoga.

Alimentation et santé

Même s'il est vrai qu'une alimentation saine est un facteur important pour obtenir et conserver une bonne santé, nous considérons pourtant l'alimentation comme une étape intermédiaire entre ce que nous sommes (la pure conscience de félicité) et la façon dont nous manifestons notre essence intérieure physiquement sur cette terre. En allant au-delà de l'alimentation grâce aux pratiques du yoga, nous découvrirons notre motivation essentielle pour devenir tout ce que nous pouvons être dans cette vie.

Il est intéressant de noter que nous parviendrons souvent à cette réalisation spirituelle quand nous serons confrontés à la dure réalité de notre existence physique : notre santé et notre mortalité. Ce sont ces réalités qui nous amènent à ce *quelque chose de plus* mystique que nous cherchons tous dans la vie. Pour beaucoup d'entre nous, la quête spirituelle commence et continue avec une quête de la santé physique. Nous devons commencer quelque part et il est logique de partir de là. Cependant, l'alimentation ne devrait pas être le point final de notre quête de la santé et du bonheur. Si tel est le cas, nous avons manqué quelque chose d'important et non des moindres : notre motivation de départ pour une vie en bonne santé, motivation dont l'origine est en nous et non au-dehors de nous.

Quelle que soit notre façon de voir l'alimentation, nos actions refléteront notre propre *style.* Nos choix intègreront toutes les informations rencontrées sur l'immense marché des systèmes alimentaires, nos préférences personnelles, l'influence de nos modèles et même notre sens moral au sujet de ce que nous mangeons

Nos lointains ancêtres mangeaient ce qui était disponible à l'endroit où ils vivaient, avec peu de contrôle sur les conséquences. Si le sol était fertile et le climat favorable, le tout combiné à une bonne pratique de l'agriculture, la population prospérait. En revanche si les conditions étaient médiocres, la société dépérissait.

La naissance et le développement des civilisations humaines (technologie comprise) dépendaient des emplacements fertiles sur terre.

De nos jours, le défi de l'alimentation et de la nutrition s'est complètement inversé. Dans de nombreuses parties du monde, c'est le *choix* qui détermine ce que nous mangeons, bien plus que les impératifs d'une sélection limitée. Bien entendu, cela n'est pas vrai partout, mais pour la plupart de ceux qui lisent ce livre, le choix de l'alimentation fait partie de l'équation. Ainsi, au lieu de dépendre des circonstances, nous dépendons de notre capacité à choisir sagement et à manger avec modération. Si nous ne le faisons pas, nous risquons de souffrir de maladies qui n'auront rien à envier au problème du manque de nourriture !

Perte de poids

Dans les sociétés occidentales on se préoccupe énormément de son poids, à la fois par vanité et par souci de sa santé. Tout le monde sait qu'un poids excessif entraîne toute une litanie de problèmes de santé et peut raccourcir notre vie de façon significative, de plusieurs décennies dans certains cas. Il ne s'agit pas de porter un jugement sur le poids corporel ou même sur ce que devrait être le poids idéal d'une personne. La longueur de la vie n'est pas la mesure essentielle du bonheur. Le bonheur est toujours dans l'instant présent et n'a pas grand-chose à voir avec le poids. Néanmoins, la longévité étant liée au poids du corps, si nous recherchons à la fois bonheur et longévité, il nous faudra bien porter quelque attention à notre alimentation.

Pour perdre du poids, il y a quantité d'approches. Dans tous les cas, la formule est de manger moins, régulièrement, tous les jours. En fait, le régime le plus simple que l'on puisse imaginer peut se résumer ainsi : *manger moins systématiquement.*

Pour cela, il y a des milliers de stratégies allant du jeûne à la consommation de grandes quantités de nourritures à basses calories. Ces dernières années, des méthodes sont apparues impliquant de consommer moins d'aliments incitant le corps à stocker la graisse et davantage ceux qui n'ont pas cet effet. C'est ce qu'on appelle les régimes pauvres en glucides, riches en protéines et en gras. Ceci est en contradiction avec les régimes avec peu de gras et beaucoup de glucides qui ont été en faveur ces dernières décennies.

Que l'on soit dans le camp des régimes pauvres en glucides ou dans celui des pauvres en graisse, une vérité sous-jacente prévaut : les fruits frais, les légumes, les aliments riches en fibres, et une absorption suffisante d'eau sont une part importante de n'importe quel régime. Cela a été démontré encore et encore, que nous ayons pour but la perte de poids ou l'amélioration de notre santé. Il est également vrai que les aliments transformés pour inclure artificiellement des glucides et/ou des graisses et qui comprennent des additifs chimiques ne sont pas forcément un apport positif à une alimentation.

Mais qu'en est-il du débat entre les régimes pauvres en glucides et ceux pauvres en graisse ?

En fait, il n'y a rien à débattre car les deux sont corrects aussi longtemps qu'ils sont pratiqués avec modération. Trop de glucides (sucres et féculents) dans l'alimentation n'est pas sain. Trop de graisses (animales ou végétales) ne l'est pas non plus, particulièrement s'il s'agit de graisses saturées. De même, un régime sans aucun glucide est extrêmement malsain, tout autant qu'un régime sans aucune graisse.

En mangeant les deux avec modération, glucides et graisses naturelles, on a le bénéfice des deux.

En fait, si l'on s'en tient à une alimentation équilibrée avec des fruits et des légumes variés, des quantités modérées de glucides (principalement dans les fruits, les légumes et les grains complets) et des quantités modestes de protéines et de graisse, le tout accompagné d'une consommation d'eau correcte et d'aliments riches en fibres, le problème de la perte de poids se résoudra tout seul. Un usage modéré de noix, d'herbes et d'épices peut aussi ajouter un apport nutritionnel significatif.

Pour perdre du poids, il s'agit de manger moins de façon régulière. Ce qui signifie de manger à heures fixes et non de temps à autre ou en compensant avec gloutonnerie. Des réductions draconiennes de la prise de nourriture ou une obsession de ne pas manger (anorexie) peuvent être tout aussi malsaines que de toujours manger trop. L'équilibre est la clé.

De bonnes habitudes alimentaires ne peuvent pas être imposées de l'extérieur. Aucun régime ne marchera sur la durée si l'appel ne vient pas régulièrement de l'intérieur. Pour cette raison, la méditation profonde journalière est sans doute le meilleur régime alimentaire que chacun puisse entreprendre. A mesure que monte le silence intérieur, notre conduite change automatiquement vers la vie plus saine et plus équilibrée qui fait logiquement partie du yoga.

Surmonter la faim

Dans le cadre de cette discussion, quand nous parlons de *faim*, nous ne parlons pas de ce que vivent ceux qui sont dans la pauvreté et n'ont pas assez à manger, ce qui est le cas de bien trop de personnes sur cette terre. La solution pour ce genre de faim est de fournir la nourriture et d'éliminer la pauvreté et les maux qu'elle engendre.

La plupart de ceux qui lisent ce livre ne souffrent pas d'une vraie faim. Ce que nous appelons *faim* dans la société moderne est plutôt une réponse conditionnée du corps à une réduction de la quantité de nourriture que nous avons l'habitude de consommer. Il est probable que nous avons pris l'habitude de manger plus que nécessaire pour nourrir le corps et conserver une bonne santé, ce qui peut produire l'effet contraire : une santé précaire. Derrière l'excès de nourriture, il y a les affres de la faim que nous ressentons quelques heures ou même quelques minutes après notre repas.

Quelle est cette faim qui nous pousse à trop manger et comment la surmonter ?

Même s'il est vraisemblable que la génétique est impliquée dans le fait de trop manger et dans l'obésité, de tels cas restent minoritaires. Une grande partie du reste de la société a simplement pris l'habitude de mal manger. L'industrie alimentaire, toujours soucieuse de ses bénéfices, n'a pas aidé de ce point de vue, en mettant lourdement l'accent sur des nourritures toujours plus plaisantes au palais et, de plus, chimiquement addictives. C'est une alimentation enrichie de glucides industriels, de sucres et de graisse. Ce sont ces mêmes aliments qui nous laissent une sensation de manque et de faim peu de temps après les avoir consommés, même si nous sommes déjà repus. Leurs effets sur la digestion et le sucre dans le sang font les montagnes russes dans notre neurobiologie et favorisent la prise de poids, le diabète, les problèmes cardiovasculaires et bien d'autres maladies.

Pourtant, les crampes de la faim nous font revenir à ces aliments disponibles pratiquement à chaque coin de rue. C'est très risqué pour ceux qui doivent manger souvent au restaurant, en raison de leur style de vie ou de leur profession.

Peu importe la culture dans laquelle nous vivons, ce que nous avons mangé et là où nous mangeons, c'est nous qui avons le dernier mot sur ce qui entre dans notre corps. C'est notre choix. Si nous comprenons que c'est à notre propre habitude que nous avons affaire, alors nous saurons aussi que l'habitude peut être changée, reprogrammée pour une meilleure santé et une croissance spirituelle.

L'appel doit venir de l'intérieur. Personne ne peut reprogrammer notre comportement comme, seule, notre propre sagesse intérieure peut le faire. C'est pour cette raison que la méditation profonde et les autres pratiques spirituelles sont en première ligne de notre stratégie. A mesure que nous purifions et ouvrons la neurobiologie interne, le désir et la volonté de s'engager dans des habitudes alimentaires plus saines seront là. En cultivant davantage le silence intérieur, nous serons capables de voir notre faim pour ce qu'elle est : un réflexe biochimique. Nous pourrons la ressentir sans pour autant nous croire obligés de la satisfaire. Le moment venu, nous saurons que notre faim est en fait un appel à la purification. En nous autorisant à rester avec cette faim sans la satisfaire, nous découvrirons derrière elle un grand pouvoir de purification. En continuant à la laisser s'exprimer sans réagir, nous pouvons sentir nos énergies internes passer de leur anticipation habituelle de la digestion et du déséquilibre dans la chimie du sang à un programme bien plus large de purification interne. La faim devient alors un symptôme positif de purification interne, et nous pouvons l'apprécier, car nous savons qu'elle va nous régénérer.

Au moment de manger, nous ferons bien de chercher plus d'équilibre dans notre alimentation et d'éviter les nourritures transformées qui stimulent la faim artificiellement.

Tout cela vient en cultivant davantage de silence intérieur dans la méditation profonde. Une aide additionnelle pour surmonter la faim peut être trouvée dans le *samyama*, une pratique qui nous permet de mettre en action notre silence intérieur pour produire tel ou tel effet. De plus, quand le silence intérieur continue à monter, nous pouvons avoir le désir d'essayer le *jeûne* (voir plus loin) ainsi que d'autres pratiques pouvant améliorer notre santé et notre progrès spirituel.

Quelles que furent dans le passé nos habitudes alimentaires, nous avons en nous le pouvoir de les changer. En trouvant notre centre dans la tranquillité, nous saurons que notre faim n'est qu'une habitude, un réflexe, et que nous pouvons l'utiliser comme un stimulus pour la purification et l'ouverture conduisant en définitive à une réduction spectaculaire de son emprise sur nous.

Vaincre la faim n'est qu'un aspect de notre voyage de découverte intérieure, conduisant à une meilleure santé et à toujours plus de bonheur dans tous les aspects de la vie.

Le chemin vers la santé cardiovasculaire

L'hypertension artérielle, les maladies coronariennes, les crises cardiaques et les attaques cérébrales sont devenues des épidémies dans les sociétés occidentales et se sont peu à peu diffusées dans les sociétés orientales, en même temps que les habitudes alimentaires et le style de vie occidental.

La bonne nouvelle est qu'une prise de conscience s'est développée en Occident ces dernières décennies, et la relation de cause à effet entre l'alimentation/le style de vie et la santé cardiovasculaire est devenue évidente. Il en est résulté l'émergence d'importantes industries spécialisées dans l'alimentation et le fitness ainsi qu'une pression grandissante sur les vieilles habitudes de fumer et de consommer une quantité excessive d'alcool, habitudes qui sont également des facteurs majeurs de la maladie.

Cela ne devrait pas surprendre que la recette d'une bonne santé cardiovasculaire ne soit pas très différente de celle de la perte de poids, avec en plus un réglage précis pour résoudre l'équation de la santé. Alors que de simplement manger moins de façon régulière conduit à perdre du poids (du moins pour un temps), la santé cardiovasculaire prise dans son ensemble demande les éléments suivants :

- Une alimentation équilibrée contenant une variété de fruits et de légumes, favorisant une réduction de la consommation de graisse et de sel.

- Un pratique d'aérobic régulière – l'équivalent de 20 minutes ou plus de marche rapide au moins quatre fois par semaine.

- Une routine équilibrée d'activité journalière et de repos. Ni trop d'activité, ni trop de repos.

Ces suggestions n'ont rien d'ésotérique. Pour ceux qui souffrent de problèmes cardiovasculaires, les solutions sont simples et directes, venant aussi bien de la médecine moderne que des anciens conseils du yoga.

Faire tous les jours de l'aérobic est une des premières recommandations pour améliorer la santé du système cardiovasculaire. Qu'il s'agisse d'hypertension artérielle ou d'autres problèmes cardiovasculaires, l'exercice quotidien et une alimentation végétarienne, pauvre en graisse et en sel, sont bons pour le cœur et la pression sanguine.

Bien entendu, ceux qui ont des problèmes cardiovasculaires ne doivent pas s'engager dans un programme d'exercices sans consulter un docteur.

On peut trouver un programme d'exercices compatibles avec le yoga dans le livre *AYP Easy Lessons for Ecstatic Living* (non encore traduit-n.d.t.) ainsi que dans le petit livre *Asanas, Mudras et Bandhas*.

Il peut arriver que certains des régimes yogiques traditionnels contiennent pas mal de graisse et de sel, de sorte que suivre uniquement un régime traditionnel yogique puisse ne pas suffire à assurer une bonne santé cardiovasculaire. Il est conseillé de tenir compte des connaissances modernes afin d'avoir un mélange de l'ancien et du nouveau. Les systèmes anciens et modernes ont beaucoup à offrir et une intégration des principes solides des deux donnera les meilleurs résultats.

Changer dans la bonne direction nos habitudes alimentaires et nos priorités en matière d'exercices, changera également la façon dont nous organisons notre journée, y compris notre programme de travail et notre relation aux autres. Mettre l'accent sur notre santé physique aura encore d'autres effets en réduisant notre stress, ce qui sera également bon pour notre santé.

Un peu de *lâcher-prise* est nécessaire pour faire ces changements simples mais qui modifient la vie et peuvent réduire les contractions dans notre système cardiovasculaire et particulièrement dans notre cœur. Un cœur qui s'ouvre est un cœur qui sait comment lâcher prise. Un cœur qui s'ouvre sait aussi comment rire !

Bien sûr, tout cela est bien plus facile à entreprendre si nous sommes déjà engagés dans un système intégré de pratiques de yoga. Nous recevons alors beaucoup d'aide de notre silence intérieur, où toute santé prend sa source.

Devons-nous devenir végétariens ?

Est-il nécessaire de devenir un végétarien strict pour avoir une bonne santé et être préparé correctement à des pratiques de yoga comme la méditation profonde ?

Non, ce n'est pas nécessaire. On peut suivre toutes les suggestions données ci-dessus avec un régime alimentaire comprenant de la viande et des produits laitiers. Il s'agit seulement de manger avec modération en privilégiant les principes de base le mieux possible, sans pour autant jeter nos préférences personnelles par la fenêtre. Ce n'est pas tout blanc ou tout noir. Même s'il semble que ce soit dans la nature humaine de le croire, peu de choses dans la vie sont *tout ou rien*. On peut certainement conserver une bonne santé en mangeant avec modération toute une variété d'aliments. Que ceux qui ont une aversion pour les fruits et les légumes frais essaient un compromis et en mangent un peu, quotidiennement. Cela ne va pas vous tuer. Si vous êtes un gros consommateur de viande, tentez d'en manger moins et voyez si vous vous sentez mieux. Cela peut être aussi simple que de préférer des viandes plus légères (comme le poisson ou la volaille). Ces tendances viendront toutes seules, si vous pratiquez la méditation profonde. C'est comme ça. Rien n'est tout ou rien. Nous privilégions simplement ce que nous savons être bon pour notre santé et notre bien-être. C'est logique, n'est-ce pas ?

Du point de vue spirituel, c'est la même chose. Nous mangeons en accord avec nos préférences, en privilégiant ce que nous savons améliorer notre santé et notre bien-être. A mesure que nous progressons, une alimentation végétarienne peut graduellement se faire jour dans notre vie, mais seulement si nous y sommes naturellement portés.

Les régimes forcés ne sont pas les meilleurs, car ils génèrent stress et culpabilité. A la première occasion, le corps se précipite vers son ancienne alimentation. Pour cette raison, les régimes alimentaires stricts tiennent rarement la route. Cela doit venir de l'intérieur. Il en va de même des régimes basés sur la morale : éviter certaines nourritures pour des raisons morales. Notre intuition spirituelle grandissante nous guidera bien plus harmonieusement que des règles de conduite ou des idéologies rigides imposées de l'extérieur.

Si nous méditons régulièrement, nous découvrirons le moment venu que nous sommes attirés par une alimentation plus légère et plus nourrissante. Nos préférences changeront naturellement. Nous pouvons en être sûrs. Le corps sait ce dont il a besoin pour aider le processus de purification nourri par la méditation profonde. Quand le silence intérieur monte (la pure conscience de félicité), nos habitudes alimentaires changent en conséquence.

Si tel est notre choix, il est possible de satisfaire tous nos besoins alimentaires avec un régime strictement végétarien (végane), comblant nos besoins en protéines complètes avec un mélange de graines, de fruits à coque et de légumes. Il est aussi possible de satisfaire nos besoins alimentaires de façon saine avec une alimentation non-végétarienne. Il n'y a pas de règles absolues, il suffit de faire honneur à nos préférences personnelles et de privilégier la modération en toutes choses.

On a tout dit avec *léger et nourrissant*. *Léger* pour aider à un nettoyage facile du système nerveux par les pratiques de yoga, et *nourrissant* pour entretenir la bonne santé du corps. Trop léger n'est généralement pas nourrissant et trop nourrissant n'est généralement pas léger. L'équilibre est la clé. La méditation profonde journalière nous amènera naturellement dans cette direction. Etre obsédé par l'alimentation n'aide pas à la méditation, ni à quoi que ce soit d'autre dans la vie. Ne nous faisons donc pas trop de souci et méditons deux fois par jour. Si nous faisons cela, l'alimentation prendra soin d'elle-même.

Vitamines, herbes et compléments alimentaires

Si nous avons une alimentation équilibrée avec ce qu'il faut de fruits et de légumes, tous nos besoins nutritionnels seront satisfaits. Si nous avons de bonnes habitudes alimentaires, il n'y aura nul besoin de compléments en vitamines ou minéraux. Si ce n'est pas le cas, les compléments peuvent combler un manque, mais ne peuvent pas compenser totalement les déséquilibres d'une alimentation.

Des centaines de millions de personnes dans le monde prennent tous les jours des compléments alimentaires. C'est une autre de ces industries à milliards de dollars qui sont nées de nos préoccupations pour l'alimentation et la santé. Si notre alimentation est déjà correcte, prendre des compléments peut être vu comme une *assurance*, juste au cas où notre alimentation aurait quelques manques. Et si l'alimentation est médiocre, on peut s'imaginer que les compléments vont jouer un rôle bien plus important. La vérité est qu'aucune pilule au monde ne va compenser une alimentation déficiente. Dans un tel cas, prendre des compléments est une stratégie trompeuse qui occulte les vrais problèmes. Le problème n'est pas dans les nutriments qui manqueraient à notre alimentation. Il est dans tout ce que nous ingurgitons de nocif pour notre santé. Si nous prenons du recul par rapport à nos comportements, nous pouvons découvrir que les compléments alimentaires sont utilisés pour éviter de regarder un peu plus loin que les seules préoccupations diététiques.

Pourquoi prenons-nous des compléments alimentaires ? Il n'y a pas de doute que nous sommes tous convaincus par au moins un ou deux de ces compléments, persuadés d'avoir trouvé le moyen d'éviter le rhume banal, ou de nous être procuré la proverbiale fontaine de jouvence avec une pilule miracle. Peut-être bien, mais une bonne routine journalière de pratiques de yoga menant à une vie et une alimentation équilibrées, en fera bien plus pour notre santé et notre longévité qu'aucun complément alimentaire ne pourra jamais le faire.

C'est bien de prendre des compléments, à condition de ne pas nous faire trop d'illusions sur ce qu'ils peuvent nous apporter en relation avec ce que nous faisons de notre vie. Aucune pilule magique ne va nous donner une bonne santé. Aucune poignée de pilules, chaque matin, ne pourra non plus le faire pour nous. En revanche, il y a de la magie à développer une approche globale équilibrée de la vie, allant de l'intérieur vers l'extérieur. On peut trouver un bonheur durable en allant en nous-mêmes vers notre centre silencieux, et en apprenant à agir à partir de là. Comme le dit la sagesse populaire, le bonheur ne se trouve pas dans une bouteille, même pas dans une bouteille de pilules.

Il faut mentionner que l'utilisation des herbes médicinales en Chine, en Inde et dans les cultures indigènes du monde est très développée, avec des siècles de connaissances accumulées. L'application de ces médecines naturelles est basée sur l'étude, poursuivie à travers des milliers d'années, de causes et d'effets caractéristiques pour la prévention ou la guérison de maladies bien précises. C'est un domaine spécialisé de connaissances qui ne se prête pas à l'amateurisme, comme c'est si souvent le cas dans le domaine des compléments alimentaires, avec parfois plus de risques que prévu.

Cela vaut la peine de consulter ou d'étudier le travail des experts dans l'utilisation des préparations à base d'herbes. Les acquis des anciens systèmes de santé sont d'un grand intérêt et peuvent compléter les capacités considérables de la médecine moderne et, dans certains cas, retarder ou éliminer la nécessité de mesures médicales plus radicales. En fait, notre industrie pharmaceutique moderne utilise des substances trouvées dans les anciens systèmes de santé bien plus que l'on ne se l'imagine.

Bien sûr, la meilleure assurance contre la maladie est un style de vie qui favorise une bonne santé et la prévention des accidents. C'est là où l'aspect spirituel de notre vie joue un rôle essentiel.

Alimentation, développement spirituel et kundalini

Cela ne devrait pas surprendre qu'une alimentation légère et nourrissante, bonne pour notre santé, soit également une aide à notre progrès spirituel. L'alimentation peut-elle être une pratique spirituelle de base ? Même si certains s'imaginent que l'alimentation peut tout résoudre et vont très loin dans ce sens avec des conduites extrêmes sur ce qu'il faut ou non manger, nous devons rester réalistes et dire que l'alimentation est une aide au développement spirituel, non une cause première. Si cela avait été le cas, les anciens *Yoga Sutras* auraient certainement mis l'alimentation comme une des branches majeures et nous aurions autour de nous bien plus de personnes ayant atteintes l'illumination parmi ceux qui s'enthousiasment pour l'alimentation. En fait, dans les *Yoga Sutras*, l'alimentation est une sous-branche de la *pureté* qui elle-même fait partie des niyamas (observances). Autrement dit, il est peu vraisemblable que manger ou jeûner nous conduise à l'illumination, mais nous pouvons faciliter considérablement les choses par l'alimentation, si nous faisons par ailleurs des pratiques spirituelles plus puissantes telles que la méditation profonde, le pranayama de la respiration spinale, les asanas, mudras, bandhas, etc. L'alimentation peut alors ajouter un autre niveau de purification et d'ouverture pour améliorer l'efficacité des autres pratiques et l'ensemble de notre progression.

Ceux qui font la méditation profonde et d'autres pratiques spirituelles rapportent souvent que leurs préférences alimentaires changent naturellement avec le temps : *l'appel venu de l'intérieur.* Quand notre conscience s'élève, l'attention que nous portons à une alimentation saine s'élève également, comme une nécessité naturelle. Et, si nous ne ressentons pas cette nécessité ? Eh bien, ne nous en soucions pas trop. Il y un temps pour tout. Avoir une approche forcée en matière d'alimentation et de style de vie n'amènera pas de résultats durables. Il est quasiment certain qu'une alimentation que l'on se force à suivre ne tiendra pas la route sur la durée. Partez donc de l'intérieur avec des pratiques spirituelles solides et les comportements extérieurs suivront en temps voulu.

« Cherchez premièrement le royaume des cieux, et toutes ces choses vous seront données par-dessus »

L'alimentation et la neurobiologie de la kundalini

En nous engageant dans nos pratiques spirituelles pendant des mois et des années, nous incitons peu à peu notre système nerveux à aller vers un mode de fonctionnement plus élevé. On peut mesurer nombre de caractéristiques de cette évolution dans notre neurobiologie. Et plusieurs de ces changements sont directement observables. Un processus complexe de purification et d'ouverture se met en route chez ceux qui pratiquent les méthodes du yoga.

Notre purification et notre ouverture ont deux aspects principaux, chacun ayant sa propre signature biologique.

- La montée du *silence intérieur* : un calme intérieur durable, une tranquillité qui est au-delà de nos pensées, de nos émotions et des hauts et des bas de la vie journalière. Nous en venons à la connaître comme notre « Soi ».

- La montée de la *conductivité extatique* dans le corps (la kundalini) : des sensations d'une énergie agréable qui bouge en nous, pénétrant chaque aspect de notre fonctionnement neurobiologique. Nous apprenons à la reconnaître comme « l'aspect rayonnant de notre Soi ».

Même si l'alimentation n'est pas la cause principale de ces changements dans notre fonctionnement interne, elle y participe.

Avec davantage de tranquillité immuable grâce à la méditation profonde, nous serons attirés naturellement vers une alimentation plus légère et plus nourrissante.

De même, à mesure que les changements neurobiologiques associés à une kundalini qui bouge commencent à se manifester en nous, nos préférences alimentaires peuvent changer. De plus, des ajustements dans notre alimentation peuvent nous aider à gérer une partie des symptômes de l'énergie excessive, qui peuvent se manifester quand nos expériences intérieures avancent. Le processus de la kundalini est célèbre pour ses nombreux symptômes, qui peuvent inclure des sensations de chaud ou de froid dans le corps, des émotions qui surgissent, des vibrations physiques ou des mouvements du corps, des visions, des étourdissements occasionnels ou des nausées, etc. Parfois, de la douleur peut se manifester quand l'énergie interne (prana) bouge dans des zones où subsistent des obstructions dans notre système nerveux. A la fin, tous ces symptômes font place à des expériences plus élevées et plus agréables.

En fonction du type d'obstructions internes dans notre système nerveux et du degré de prudence que nous apportons à gérer nos pratiques (*self-pacing*), nous pouvons ne ressentir qu'un minimum de symptômes inconfortables : simplement une extase et une félicité qui augmente régulièrement, ce qui peut devenir également un problème en nous distrayant d'une pratique régulière. De toute façon, quand la kundalini devient active, une bonne connaissance des pratiques de yoga et de la façon de les gérer portera largement ses fruits. Pour ceux qui ont un éveil de la kundalini sans aucune préparation, sans avoir la connaissance de tout ce que cela implique, cela peut représenter un problème qui peut durer parfois des années.

Une fois commencé le processus de la kundalini, nous pouvons en tenir compte en gérant nos pratiques (*self-pacing*) de façon à continuer à progresser dans un confort raisonnable. Nous sommes engagés dans une transformation au long cours, conduisant à une condition permanente de silence intérieur immuable, de félicité extatique et d'amour divin rayonnant qui émane de nous naturellement dans tout ce que nous faisons dans la vie quotidienne.

La *digestion* est au centre du processus de la kundalini et de nombre des symptômes qui lui sont associés. Il est donc bien évident que l'alimentation a un rôle à jouer. Ce rôle ne va pas être toujours le même, suivant où l'on se situe sur le chemin. Pour mieux le comprendre, examinons ce qui se passe dans le circuit gastro-intestinal (GI) chez celui dont la kundalini est active et comment cela influence l'alimentation.

Même si le fonctionnement de la kundalini a de nombreux aspects, à la fois physiques et non physiques, nous allons nous concentrer, autant que faire se peut, sur les aspects physiques. Pour cette discussion, nous considérerons que l'expérience spirituelle vient du processus neurobiologique qui se fait dans notre corps. Cette expérience peut être vue de façon plus mystique et c'est également correct. C'est toujours le même processus, peu importe comment nous choisissons de le décrire. Quand nous passons en revue les effets de l'alimentation (ainsi que ceux des shatkarmas et d'amaroli dans les deux chapitres suivants), cela peut être utile de tenir compte de la biologie, aussi longtemps que nous pouvons en avoir une perception directe. Il y a peu de doute que la science moderne va s'intéresser de plus près à la neurobiologie de la kundalini dans les années et décennies à venir. C'est la prochaine grande frontière de l'exploration scientifique : les causes et les effets de la transformation spirituelle humaine !

Traditionnellement, la kundalini est vue comme l'*éveil* de l'énergie latente considérable située près de la base de la colonne vertébrale, qui remonte le long de la colonne vertébrale jusqu'à la tête. Là, une union se fait entre l'énergie qui monte et la tranquillité, l'énergie étant féminine (Shakti) et la tranquillité masculine (Shiva).

Quand nous examinons la neurobiologie de ce processus de façon expérimentale, nous pouvons ajouter quelques éléments supplémentaires qui concordent avec les métaphores trouvées dans nombre d'écritures du monde, y compris avec les descriptions plus directes du yoga hindou ou du taoïsme chinois.

Quand le silence intérieur est suffisamment présent grâce à la pratique journalière de la méditation profonde et quand la respiration et le corps entrent en scène avec le pranayama de la respiration spinale, les asanas, mudras, bandhas et les méthodes sexuelles tantriques, nous remarquons que trois choses se produisent.

1. Une expansion vers le haut de l'énergie sexuelle à partir de la région pelvienne, une partie trouvant son chemin dans le circuit GI.

2. Une rétention naturelle de l'air dans le circuit GI.

3. Une interaction de la nourriture avec les essences sexuelles et l'air dans le circuit GI.

La combinaison naturelle de ces trois éléments dans le système digestif grâce à l'émergence d'une forme plus élevée de digestion donne naissance à une nouvelle substance qui émane du circuit GI et qui imprègne tout le corps. Une grande partie de cette imprégnation se produit quand cette substance entre dans le canal rachidien et s'élève à travers la cage thoracique vers la tête. On a donné bien des noms à la substance hautement pénétrante et parfois intoxicante produite dans le circuit GI. Le mot qui prévaut dans le yoga est celui de *soma*. Le mot *soma* correspond également à une plante hallucinogène, ce n'est pas ce dont nous parlons ici. Dans le taoïsme, le circuit GI, une fois qu'il fonctionne à ce niveau plus élevé est appelé le *chaudron*, désignant ainsi l'alchimie en train de se faire : trois substances ordinaires (les essences sexuelles, l'air, la nourriture) combinées pour créer une substance extraordinaire qui est la clé du processus de la transformation spirituelle humaine.

Le processus se poursuit dans la tête, avec des raffinements supplémentaires dans le cerveau, conduisant à une autre substance sécrétée à travers les sinus, descendant à travers les fosses nasales, dans la gorge et enfin retournant dans le circuit GI où elle rejoint le processus déjà décrit. Ce recyclage des essences subtiles conduit à un processus encore plus raffiné dans le circuit GI. La substance qui descend du cerveau dans le circuit GI est appelée *amrita* (nectar) par la tradition yogique. On peut parfois la ressentir comme un doux arôme dans les narines et un goût dans la bouche.

Toute cette combinaison et transformation des substances et le recyclage des essences qui en résultent dans le corps amène de grands courants de plaisirs extatiques à travers le corps et un rayonnement de l'énergie au-delà du corps. Pour cette raison, on dit parfois de ceux qui avancent dans les pratiques spirituelles qu'ils sont *rayonnants*. Il y a une neurobiologie spécifique derrière ce phénomène. Dans la terminologie du yoga, le rayonnement de l'énergie extatique émanant du corps tout entier indique l'émergence de la qualité mythique d'*ojas*, manifestation d'une vitalité considérablement renforcée visible de tous.

Si nous commençons à comprendre qu'un tel processus existe réellement et mieux encore, si nous commençons à en ressentir les effets grâce à nos pratiques journalières, nous serons capables de voir l'alimentation sous un angle totalement nouveau. Nous pourrons également voir tout l'intérêt des shatkarmas (méthodes de nettoyage) et d'amaroli (urinothérapie). Toutes ces méthodes ont pour but d'enrichir et d'optimiser le processus que nous venons de décrire.

Comme déjà mentionné, l'alimentation n'est pas une pratique essentielle du yoga, mais c'est une aide importante. En l'envisageant de cette façon, nous pouvons voir qu'en coopérant avec les besoins internes liés à l'alimentation, nous pouvons enrichir tout le processus en cours sur la route vers l'illumination.

La forme plus élevée de digestion décrite ci-dessus peut générer pas mal de chaleur dans le circuit GI, rayonnant pour remplir tout le corps. On l'appelle parfois le *feu de la kundalini*. Quand le feu est dans la maison, il peut être utile de manger plus souvent des nourritures plus lourdes. De cette façon, le feu (l'activité digestive intense) peut être utilisé pour brûler les substances dans notre circuit GI d'une façon plus régulière pour produire davantage de *soma*, plutôt que de nous consumer de l'intérieur, une sensation que nous pouvons avoir parfois si nous mangeons trop légèrement quand l'énergie surgit en nous. Il est également possible d'éteindre le feu intérieur et les déséquilibres énergétiques qui en résultent, en appliquant les méthodes de l'*Ayurvéda* en matière d'alimentation, méthodes qui tiennent compte de la constitution de notre corps et des courants énergétiques, et de la façon dont telle ou telle nourriture peut les aggraver ou les apaiser. Reportez-vous à l'annexe pour plus de détails sur les prescriptions de l'alimentation ayurvédique.

Pour rester le plus simple possible, il nous suffit d'écouter ce que l'appel venu de l'intérieur nous incite à faire, quant à notre alimentation et aux autres aspects de notre vie quotidienne. Quand nous nous engageons dans la méditation profonde, nous pouvons avoir envie de manger plus légèrement. Et quand notre kundalini s'active, nous pouvons avoir envie tantôt d'une nourriture plus lourde et tantôt d'une plus légère. Cela dépendra de la dynamique énergétique qui se passe en nous et du processus de purification et d'ouverture en cours.

En avançant sur la route vers l'illumination, nous apprenons à bien écouter la voix intérieure de notre neurobiologie.

Préparer et consommer la nourriture

Alors qu'il y a de nombreuses approches de l'alimentation, il n'y a pas autant de façons de cuire notre nourriture. Nous pouvons la rôtir, la griller, la bouillir, la mettre sur le barbecue, la frire, la cuire à la vapeur, la laisser mariner ou encore la manger crue.

Bien sûr, à partir de ces quelques méthodes, il y a des milliers de variantes en fonction de ce que l'on veut cuire, quand, comment et avec quoi. Pourtant, à la fin, ce sont les ingrédients de base qui feront la différence. Ce que nous mettons dans notre cuisson finira, plus ou moins, sur l'assiette et dans notre corps.

Il y a également un autre facteur. La façon de cuire notre nourriture peut changer la nature des ingrédients utilisés et leur contenu nutritif. Par exemple, si nous faisons au barbecue une brochette de chiche-kebab avec des fruits frais et des légumes et si par erreur nous brûlons le tout jusqu'à ce qu'il soit noir, est-ce la même nourriture qu'au départ ? Bien sûr que non. Cela ne sera même pas mangeable. De même, si nous faisons bouillir notre nourriture au point que la plus grande partie de son contenu nutritif soit dissous dans l'eau, cela ne sera pas idéal, à moins que nous n'ayons l'intention de boire l'eau avec la nourriture. Même ainsi, il peut être trop tard pour avoir un bénéfice nutritionnel des enzymes détruits par la cuisson. Certaines façons de trop cuire notre nourriture nous font perdre tout ou partie des avantages nutritifs que nous avions au départ. La réponse est-elle de tout manger cru ? Certains le croient et adhèrent à un régime strictement crudivore. Dans ce cas, le choix se limite habituellement aux fruits, légumes et fruits à coque. Avec de tels régimes, découper en tranches, moudre et faire des jus peuvent être les seuls moyens de s'assurer une nourriture suffisamment variée et nourrissante.

Mais il y a un moyen terme quelque part, entre trop cuire et ne rien cuire du tout. Il faut suivre la voie du milieu. Dans ce large éventail d'options, nous pouvons trouver bien des façons de préparer notre nourriture en gardant une alimentation de bonne qualité grâce à toute une variété d'aliments.

Par exemple, dans une cuisson au barbecue rappelons-nous de ne cuire ni trop (bien évidemment), ni trop peu. Si nous faisons bouillir notre nourriture, gardons à l'esprit que l'ébullition fait perdre aux légumes leurs substances nutritives, particulièrement si on laisse bouillir longtemps avec beaucoup d'eau. Il vaut donc mieux bouillir le riz et les pâtes et trouver un autre moyen pour les légumes.

Frire et griller avec très peu de graisse est bien, si c'est fait avec modération, de même que de cuire au four les aliments qui s'y prêtent.

La cuisson à la vapeur est excellente pour la plupart des légumes, car elle n'ajoute pas de matières grasses et permet de cuire tout en préservant la valeur nutritive bien mieux que l'ébullition. Bien sûr, un avocat du crudivorisme n'acceptera pas non plus la cuisson à la vapeur. Nous avons donc tous à suivre nos propres préférences. Plus nous sommes rigides dans notre sélection de la nourriture et dans la façon de la préparer, plus nos options sont limitées et nous pouvons pâtir d'une alimentation moins équilibrée. Les conséquences d'une sélection restreinte finissent par nous rattraper. Pour cette raison, les régimes à la mode, quels qu'ils soient, ne sont pas recommandés.

Suivre le troupeau est rarement correct quand il s'agit de l'alimentation et de la façon de la préparer. Au départ, ce n'est pas à l'intellect de décider si une nourriture est saine. Il faut être à l'écoute des besoins de notre corps au stade où il en est de son fonctionnement tout en tenant compte de la nourriture disponible. Notre intellect peut se mettre au service de cette écoute, mais ce n'est pas à lui de nous conduire. L'alimentation n'est pas dirigée par l'idéologie. Elle est régie par la biologie. Et notre biologie change constamment, spécialement si nous suivons un chemin impliquant des pratiques spirituelles efficaces.

Nos préférences alimentaires vont donc changer avec le temps, de même que notre façon de cuisiner ou de consommer la nourriture. Pour cette raison, il est bon de se familiariser avec la voie du milieu et de favoriser la modération en toutes choses. Ainsi, à mesure que nos préférences changent, nous serons moins enclins à nous égarer dans des comportements préjudiciables à notre santé. C'est vrai pour bien des choses dans la vie. C'est certainement vrai pour les pratiques de yoga et également en matière d'alimentation.

Cette variété se retrouve dans le nombre de repas que l'on a l'habitude de faire. Alors que ceux qui font de l'hypoglycémie (un taux de sucre dans le sang instable) sont encouragés à prendre souvent de petits repas dans la journée, d'autres se contenteront d'un seul gros repas par jour. Au milieu se situe la foule des tenants du « petit-déjeuner, déjeuner et dîner » qui représente l'immense majorité. En cela, il n'y a ni faux ni vrai. A chacun de nous de trouver la fréquence qui convient à notre nature unique et au point où nous en sommes sur notre chemin spirituel.

Chaque jour, tout en préparant et en mangeant notre nourriture, il est bien de nous rappeler le rôle important qu'elle joue non seulement pour nous nourrir mais aussi dans les processus spirituels qui sont à l'œuvre en nous. A mesure que notre neurobiologie spirituelle s'éveille, nos besoins diététiques changent de même que la façon dont nous préparons notre nourriture et la fréquence à laquelle nous la mangeons.

En préparant notre nourriture et en la mangeant, rappelons-nous le rôle divin qu'elle accomplit en nous. Quelles que soient nos croyances spirituelles ou religieuses, nous pouvons être reconnaissants pour la grâce qui nous est donnée. Offrons la nourriture que nous préparons et mangeons pour un bonheur toujours plus grand dans tout ce que nous faisons et pour chacun sur terre.

Habitudes alimentaires, addictions et idées fixes

Tout ce que nous accomplissons dans la vie est basé sur la formation d'habitudes. Nous sommes des créatures d'habitude et nous pouvons en faire bon usage. Le revers de la médaille est de tomber dans des habitudes qui vont à l'encontre de nos intérêts. La plus grande partie de ce que nous faisons dans la vie pour améliorer notre sort est directement liée à la façon dont nous gérons nos habitudes.

Si nous avons commencé une pratique spirituelle comme la méditation profonde, notre succès dans la pratique ne va pas se mesurer au caractère plus ou moins agréable de l'expérience que nous pouvons avoir aujourd'hui, demain ou après-demain. Il va dépendre de notre capacité à maintenir notre pratique journalière durant des mois et des années, à travers tous les hauts et les bas que nous pouvons être sûrs de rencontrer sur notre chemin. C'est l'habitude prise qui va nous porter tout du long.

Silence intérieur et habitudes alimentaires

Il en va de même de notre alimentation. Les habitudes alimentaires prises et avec lesquelles nous vivons influencent notre santé et notre progrès dans les pratiques spirituelles.

Si nous pratiquons la méditation profonde, le silence va venir du plus profond de notre être et nous aidera considérablement à ajuster nos habitudes tant dans ce que nous mangeons que dans la façon et le moment où nous mangeons. Nous allons découvrir que nous sommes attirés par une alimentation plus légère et plus nourrissante, que nous prenons notre temps en mâchant bien mieux notre nourriture. On peut dire que c'est la montée du silence intérieur qui va, en tout premier lieu, améliorer nos habitudes pour leur permettre d'étayer des niveaux toujours plus élevés de santé et de bonheur dans tous les domaines de la vie.

En grandissant intérieurement, nous découvrirons que nous devenons bien plus aptes à apprécier à leur juste valeur les informations et les méthodes qui nous viennent de l'extérieur. Ce qui est vrai sonnera tout de suite vrai et nous trouverons la force de reprogrammer nos habitudes enracinées afin de fonctionner à un niveau plus élevé. C'est la dynamique principale pour améliorer notre vie dans tous les domaines.

Avec le silence intérieur vient une grande foi dans notre capacité à changer, à grandir et à nous épanouir dans la joie et l'amour. En devenant plus conscients, nous pouvons dépasser nos vieilles habitudes pour en forger de nouvelles qui nous permettent d'avancer dans la vie. On dit que ceux qui ont le désir de changer peuvent changer. L'émergence du silence intérieur élève nos désirs et notre capacité à en tenir compte pour un changement positif permanent.

Bien sûr, la seule volonté peut aussi être utilisée pour accomplir les choses. Mais la volonté seule finit par s'user si elle ne prend pas racine dans notre tranquillité stable et dans notre connexion intérieure, avec quelque chose de plus grand que les limites de l'espace et du temps. La source d'une volonté inébranlable est dans le silence intérieur.

L'habitude détermine nos actions dans la vie et c'est l'émergence du silence intérieur qui nous rend capables d'élever nos habitudes à un niveau supérieur.

Addictions

Qu'est-ce qu'une addiction ? Dans sa définition la plus simple, c'est une habitude que nous ne pouvons pas ou ne voulons pas changer. Certaines addictions sont bénéfiques comme une addiction à l'épanouissement divin, sans aucune limite. Cela peut également être un dévouement sans faille à une cause, une obsession. Certains peuvent ne pas trouver cela tellement bien. Pourtant, une addiction à l'épanouissement divin conduira finalement à sa propre transcendance. Quand il s'agit de spiritualité, une addiction à l'abandon, au lâcher-prise est un des secrets essentiels de la dévotion. C'est un *abandon actif*.

En revanche, il y a des addictions qui vont retarder nos progrès spirituels et nous empêcher de progresser dans bien des aspects de la vie. Certaines addictions entretiennent et augmentent les obstructions à notre silence intérieur. Elles peuvent être chimiques ou psychologiques. Les plus destructives combinent les deux. Une addiction destructrice est celle qui nous donne une fausse impression de bien-être, tout en nous empêchant en même temps de vraiment progresser.

Quand il s'agit d'alimentation, de telles addictions prennent bien des formes :

- Alcool

- Tabac

- Caféine

- Sucre raffiné

- Médicaments et compléments alimentaires

- Suralimentation chronique d'un ou de tous les aliments

- Sous-alimentation chronique de tous les aliments (anorexie)

L'une ou l'autre de ces catégories, abordée avec modération, n'est pas mauvaise en soi. La route vers la santé et le bonheur est pavée de modération en toute chose.

En revanche, n'importe quel aliment ou substance consommé de façon compulsive jusqu'à l'excès (même de l'eau) peut être considéré comme une addiction négative. D'un autre côté, l'obsession de consommer moins peut aussi être une addiction négative (anorexie). Bien des addictions ne sont pas reconnues et se perpétuent d'elles-mêmes à travers des habitudes obsessionnelles enracinées dans le subconscient. Nous en avons tous. Une grande partie de notre progrès spirituel dépend de notre capacité à défaire les conduites obsessives, qui retardent notre croissance naturelle.

Comment allons-nous surmonter les addictions négatives ? De même que nous surmontons n'importe quelle habitude, qu'il s'agisse d'une habitude alimentaire ou autre, qui nous empêche d'aller vers la santé et le bonheur. Il s'agira toujours d'un voyage intérieur, conduisant à s'abandonner à ce qui est positif en nous et qui va dans le sens de l'évolution. Les pratiques de yoga sont conçues pour cela. Elles nettoient la boue du pare-brise de notre système nerveux, afin que peu à peu tout devienne plus clair et que nous puissions naviguer à travers la vie avec plus de clarté et de détermination.

Dans le cas d'addictions négatives fortes, les pratiques de yoga peuvent ne pas suffire. S'il le faut, nous pouvons recourir à des moyens plus directs pour maîtriser des habitudes compulsives négatives. Le programme en douze étapes, développé à l'origine par les Alcooliques Anonymes, est le moyen connu le plus efficace pour faire face à une forte addiction négative. Il a été élargi pour s'appliquer à toutes les conduites compulsives et addictives. Le programme en douze étapes est une sorte de yoga. Il implique d'admettre que nous ne pouvons pas nous changer nous-mêmes et de nous abandonner à un *pouvoir plus élevé*. Dès que nous sommes capables de le faire dans n'importe quel aspect de notre vie, un grand pouvoir surgit pour nous aider dans notre période de trouble. Le programme en douze étapes est un cas particulier de l'application des principes du désir et de l'abandon pour surmonter les addictions négatives, conduisant ainsi à une vie plus heureuse et plus saine.

Idées fixes

On s'imagine souvent que si une chose est bonne pour nous en petite quantité, elle le sera encore bien plus en grande quantité. Certains portent cela au point de croire que si nous ne faisons que cette seule chose, elle nous délivrera certainement de tout ce qui nous fait souffrir et nous apportera également l'illumination (ainsi qu'au monde entier !). Malheureusement, cela ne marche pas comme ça. Ce genre de conduite obsessionnelle peut être appelé le *syndrome de la pilule miracle* ou une idée fixe.

Dans la vie, pour faire des progrès réguliers, il faut une large application de pratiques spirituelles permettant d'aller peu à peu vers tout un ensemble d'habitudes de vie saine. Chercher la *pilule miracle* pour avoir une alimentation et un style de vie meilleurs, relève du même comportement compulsif que nous trouvons derrière les addictions négatives. Il est aggravé par le mental rationnel qui suppose que plus on fait une chose, plus on en obtient le meilleur. En un sens, la tendance à suivre des idées fixes pose plus de problèmes qu'une addiction négative reconnue. Une idée fixe peut durer longtemps. Quand enfin elle s'effondre, on peut trouver toutes sortes de raisons à son échec et les attribuer à une cause extérieure. La personne concernée peut alors aller vers la prochaine pilule miracle, la prochaine idée fixe. C'est semblable à une addiction négative. Certains d'entre nous passent ainsi toute leur vie, cherchant le Saint-Graal, sans savoir qu'il a toujours été là en nous, dans une approche régulière, modérée, englobant une intégration de méthodes spirituelles efficaces et les bons choix de vie qui en sont le résultat naturel.

Prendre régulièrement un peu de soleil peut être bon pour la santé. Est-ce le cas si l'on s'expose au soleil ou si on le fixe pendant des heures ? Bien sûr que non.

Prendre un peu chaque jour des compléments vitaminés peut améliorer notre santé. En prendre chaque jour dix, vingt ou cinquante améliorera-t-il notre alimentation ? Peut-être, et très probablement cela provoquera également toute une série d'effets indésirables, dont certains peuvent compromettre sérieusement notre santé.

De même, un usage judicieux de médicaments prescrits ou non peut alléger les souffrances et prolonger la vie. Mais avons-nous besoin d'un médicament chaque fois que nous avons un hoquet ? C'est ce que nous disent les publicités agressives des sociétés pharmaceutiques pour des raisons qui leur sont propres, mais nous, dans notre silence intérieur, nous savons ce qu'il en est.

Evidemment, il est préférable de consulter des professionnels si l'on envisage d'utiliser des compléments alimentaires ou des médicaments sur ordonnance, surtout si l'on suspecte un problème médical sérieux. Cependant, si nous en sommes au point d'avaler des pilules à la pelle pour compenser un style de vie préjudiciable à notre santé ou si nous prenons des médicaments pour traiter les effets secondaires d'autres médicaments, il y a quelque chose qui ne va pas. Nous sommes dans une *idée fixe* hors de tout contrôle. Cela peut arriver dans les environnements les plus professionnels. Les idées fixes ne sont pas l'apanage des individus. Elles peuvent tout aussi bien se répandre dans nos institutions.

Même avec les meilleures intentions d'améliorer sa santé, des excès peuvent se glisser et en contrecarrer les résultats. Cela peut être un obstacle pour notre santé et notre progrès spirituel, tout comme n'importe quelle autre façon de vivre malsaine.

Hallucinogènes et yoga

Dans les cultures primitives (y compris dans l'Inde ancienne), l'expérience spirituelle a parfois été associée (et ritualisée) à la consommation de substances hallucinogènes dérivées des plantes. De nos jours, l'usage de telles substances dans un but récréatif est devenu courant, particulièrement de la marijuana, de certains champignons et de substances synthétiques comme le LSD qui eut son heure de gloire chez les jeunes de la *contre-culture* des années 1960 et 1970. Parmi ceux qui ont vécu cette époque, nombreux reconnaissent que leurs expériences avec les drogues les ont aidés à se lancer plus tard sur des sentiers spirituels sérieux et sans drogues. C'est incontestable. Cela nous laisse avec deux questions en suspens.

Premièrement, avons-nous besoin des expériences procurées par les drogues pour nous engager sur un chemin spirituel ? A l'évidence, la réponse est non, car beaucoup recherchent l'éveil spirituel sans qu'une expérience de la drogue n'ait été le stimulus initial. Cependant, on peut dire que, dans bien des cas, une sorte d'état altéré de conscience a conduit à l'inspiration et au désir d'un éveil plus permanent. Cette expérience initiale peut être provoquée par un accident, une maladie, un éveil intérieur spontané, une vision spirituelle ou tout autre événement brisant notre train-train quotidien. Ou, tout simplement, le chercheur sait au plus profond de lui-même qu'il y a autre chose que la vie proposée par les conventions de la société. Bien des causes peuvent faire germer la graine de l'aspiration spirituelle. En définitive, l'appel vient de l'intérieur.

Les drogues ne sont qu'un des nombreux chemins qui peuvent nous conduire à chercher en nous quelque chose de plus grand. Dans pratiquement tous les cas où l'on a expérimenté au départ un état de conscience altérée, cet état n'a été qu'un aperçu et non le début d'une transformation spirituelle importante. Il faut reconnaître qu'aucune expérience spirituelle n'est une fin en soi. Quand il s'agit de progrès spirituel, pour avoir un résultat définitif, une stratégie différente est nécessaire, une stratégie qui systématiquement et graduellement met l'accent sur la purification et l'ouverture du système nerveux à toutes ses possibilités.

Cela nous amène à la seconde question : les drogues sont-elles une aide à une pratique de yoga régulière ? Si tant est qu'il y ait un bénéfice de départ à tirer de l'expérience artificielle procurée par les drogues, sa répétition ne va vraisemblablement pas nous amener plus loin. Le croire n'est qu'un fantasme, le syndrome de la pilule miracle. En continuant avec les drogues hallucinogènes pour retrouver une expérience particulière, nous produirons sans le savoir l'effet inverse, en augmentant les obstructions logées profondément dans notre système nerveux.

Quand on parle d'évolution spirituelle, on ne parle pas d'une expérience temporaire foudroyante. Il s'agit, au contraire, d'un éveil naturel et permanent qui s'obtient seulement par une profonde purification intérieure régulière. Pour cette raison, celui qui s'engage dans la méditation profonde journalière verra disparaître le besoin de substances produisant des expériences artificielles. Ceci s'applique aux drogues hallucinogènes, à l'alcool, au tabac, à la caféine et aux habitudes alimentaires qui retardent l'expression naturelle de notre lumière divine.

Jeûner

La réduction ou la suppression de toute nourriture pendant une certaine période, appelée *jeûne*, est une ancienne pratique connue de la plupart des traditions spirituelles. De nos jours, elle a été ritualisée par les religions au point de n'être plus qu'une observance cérémonielle occasionnelle. Pourtant, à notre époque, à mesure que de plus en plus de personnes cherchent à retrouver les vérités sous-jacentes de leur religion et l'efficacité de méthodes spirituelles utilisées par des pratiquants sérieux depuis des milliers d'années, on redécouvre qu'une grande valeur se cache derrière le jeûne.

Le principe du jeûne est simple. Quand on donne au corps l'opportunité de faire une pause dans la transformation de la nourriture, il se purifie de lui-même. Ses ressources d'énergie sont naturellement redirigées de la digestion et de l'assimilation pour se consacrer complètement à un nettoyage interne. Dans ce mode de fonctionnement, le corps est bien plus apte à surmonter la maladie et les obstructions dans les organes, les tissus et le système nerveux, y compris nos blocages neurobiologiques subtils qui sont les tous premiers obstacles à notre épanouissement spirituel. Ainsi, un jeûne fait avec prudence est tout à la fois une thérapie efficace et une pratique spirituelle importante, le tout en un.

Le jeûne est un aspect de l'*alimentation*. En effet, l'alimentation ne concerne pas seulement ce que nous mangeons, mais aussi ce que nous ne mangeons pas. Même, si au sens strict, jeûner revient à ne rien manger pendant un certain temps, on constate que *l'effet du jeûne* fonctionne plus ou moins à travers toute la gamme de nos habitudes alimentaires. En d'autres termes, les bénéfices tant pour la santé que pour la spiritualité d'une alimentation légère et nourrissante sont dus en grande partie à *l'effet du jeûne*, c'est-à-dire un mode de fonctionnement interne qui donne aux processus naturels du corps la possibilité de s'engager dans le nettoyage, la purification et l'ouverture.

Alors que pour un puriste une consommation de nourriture qui n'est pas égale à zéro n'est pas du jeûne, ce sont les résultats pratiques obtenus en modérant notre alimentation à des degrés variés et à différents moments qui nous intéresse davantage. Cela nous ramène à notre discussion principale, qui est de savoir ce que nous faisons chaque jour avec la nourriture soit que nous fassions un jeûne complet ou que nous favorisions simplement des habitudes alimentaires plus légères et plus nourrissantes. Dans les deux cas, nous stimulons l'effet du jeûne à des degrés variables.

Le but d'AYP est d'utiliser tous les principes connus de la transformation spirituelle humaine en intégrant et en optimisant des pratiques efficaces. Par la force des choses, cela nous écarte des positions extrêmes que l'on peut trouver dans chaque méthode prise isolément. Comme pour l'alimentation, les approches du jeûne que nous voyons autour de nous peuvent aller jusqu'à la mentalité extrême de la *pilule miracle* et de l'*idée fixe,* en perdant de vue l'intérêt d'une approche équilibrée. Les théories extrêmes que nous pouvons rencontrer en explorant ces méthodes ne remettent pas en cause l'utilité des principes qui leur sont sous-jacents. Nous devons simplement trouver une approche rationnelle modérée.

Ceux qui poursuivent des approches extrêmes en viennent à fausser la valeur réelle des méthodes qu'ils soutiennent fanatiquement. Ne nous laissons pas influencer par des points de vue extrêmes et prenons la route du milieu, qui tire le meilleur des principes solides de la transformation spirituelle conduisant sans risque à un progrès régulier.

Nous avons commencé avec des pratiques spirituelles solides, comme la méditation profonde et le pranayama de la respiration spinale. Ensuite, nous avons traité de l'émergence naturelle d'habitudes alimentaires favorisant la santé et l'évolution spirituelle. Nous faisons des choix dans ce domaine, à mesure que notre conscience s'élargit intérieurement et que notre neurobiologie cherche spontanément un mode de fonctionnement plus élevé. Il en va de même avec le jeûne. C'est un cheminement que nous avons déjà choisi de faire.

Il y a de nombreuses façons d'aborder le jeûne. Cela dépend de nos préférences personnelles et également, au départ, de l'état de notre métabolisme.

La façon la plus simple de tirer avantage de *l'effet du jeûne* dans notre routine journalière est de sauter un repas plusieurs jours de suite. Notre capacité à pratiquer ainsi dépendra largement de notre niveau de confort. Pour certains, cela sera très inconfortable et difficile. Pour d'autres, plutôt facile. C'est un bon point de départ pour s'essayer au jeûne. Sauter un repas ne veut pas dire manger deux fois plus au repas suivant. Cela implique de réduire la quantité totale de nourriture prise dans la journée à la valeur d'un repas, pendant un jour ou plusieurs si cela reste confortable.

Ceux qui ont un problème médical tel que l'hypoglycémie ou le diabète, qui rendrait la réduction de nourriture problématique, devraient consulter un docteur avant d'entreprendre un jeûne, quel qu'il soit.

L'avantage de la méthode qui consiste à sauter un repas pour tester l'effet du jeûne est d'être facile à faire, à n'importe quel moment, pour quasiment tout le monde. Elle a l'inconvénient que nous pouvons nous sentir mal à l'aise avec une sensation de *faim*. Avec le jeûne sans aucune nourriture sur plusieurs jours ou davantage, la faim n'est généralement pas une difficulté, car elle disparaît. Alors, nous savons ce qu'elle est : le symptôme biologique de manque, associé à une dépendance habituelle à la prise de nourriture. Personne ne va mourir de faim en restant sans nourriture pendant quelques jours ou même quelques semaines. Mais beaucoup auront l'impression de mourir de faim, du fait des symptômes de manque, associés à la privation de nourriture après seulement quelques heures. Il faut noter que ceux qui pratiquent un jeûne de longue durée ne sentent pas la faim, une fois passées les premières difficultés. Pour ceux qui ont l'expérience du jeûne sur plusieurs jours ou plus, l'inconfort passe jusqu'à ce qu'une faim véritable revienne beaucoup plus tard. C'est le signal qu'il peut être mis fin au jeûne de façon naturelle.

Les liquides sont un autre problème. Aucun jeûne ne devrait se faire sans une hydratation adéquate. Notre corps a besoin d'eau tous les jours, que l'on jeûne ou non. Dans un jeûne strict, seule l'eau est nécessaire pour continuer. Il y a également le jeûne bien connu avec des jus de fruits, qui ajoutent des nutriments, particulièrement du sucre, ce qui est une source d'énergie. Pour ceux qui sont sensibles à l'inconfort du jeûne, ce type de jeûne peut être préférable.

Chacun trouvera son propre équilibre. Pour beaucoup d'entre nous, aller vers une nourriture légère et nourrissante sera plus que suffisant. Cela procure également l'effet du jeûne : alléger le mécanisme de la digestion dans le corps, de sorte que nos énergies puissent mieux soutenir les processus internes de purification et d'ouverture et également la production des substances raffinées, directement liées à l'émergence de notre illumination.

Cela amène à nouveau la question de la kundalini, c'est-à-dire de la montée de la conductivité extatique et du rayonnement dans notre corps, montée facilitée par la digestion qui devient plus subtile.

Si nous devons nous adapter à une kundalini qui s'éveille, nous devons suivre les principes diététiques mentionnés plus tôt qui, le moment venu, nous feront pencher vers une alimentation plus riche et manger plus souvent pour modérer le feu dans le circuit GI. A ce stade de notre développement intérieur, jeûner n'est pas recommandé, car cela pourrait accélérer la purification et exacerber nos symptômes de kundalini.

Jeûner est plus utile avant d'avoir éveillé nos énergies internes et plus tard, quand notre neurobiologie plus élevée s'est stabilisée. Dans la période entre-deux, quand l'énergie de la kundalini s'éveille et que nous devons nous y adapter, nous serons sages d'ajuster nos habitudes alimentaires pour qu'elles puissent être une aide. Il y a un temps pour chaque chose et chaque chose en son temps.

En cas de maladie, le jeûne peut se combiner avec amaroli (urinothérapie) pour avoir les effets combinés de ces deux pratiques, des effets de guérison naturels et puissants. Nous reviendrons sur ce sujet au chapitre 4.

Le jeûne peut aussi se combiner avec la pratique consistant à fixer le soleil et avec les techniques respiratoires qui prétendent fournir les moyens de maintenir la vie avec le soleil et l'air, sans qu'il soit nécessaire de prendre de nourriture. Que cela soit vrai ou non reste à investiguer par la science moderne. Si de telles possibilités existent en nous, les signes témoignant de leur existence seront peut-être le résultat d'une longue pratique du yoga. Se focaliser sur de tels phénomènes à l'exclusion de la méditation profonde, du pranayama de la respiration spinale et des autres pratiques de yoga serait sans doute prématuré. Soyons attentifs à notre tendance à nous laisser prendre par des *idées fixes*.

La bénédiction d'une pratique spirituelle que l'on dirige et gère soi-même est de pouvoir ajuster nos pratiques autant que nécessaire pour les adapter à notre épanouissement intérieur. Ceci s'applique à l'évolution à long terme de notre alimentation et à un usage judicieux du jeûne en accord avec nos préférences et nos besoins.

La connexion corps-mental-esprit

La science moderne nous apprend que le monde qui nous est familier n'est rien d'autre que de minuscules morceaux d'énergie polarisée qui interagissent entre eux pour former l'apparence et la substance de ce monde. De même, les écrits traditionnels dans la terminologie qui leur est propre, mettent l'accent sur l'esprit omniprésent, non manifesté, qui imprègne et soutient toute manifestation.

En fait, ici, il n'y a rien du tout. Et pourtant, nous sommes là vivant notre vie, jour après jour. C'est un mystère.

Même s'ils sont nombreux à avoir témoigné au fil des siècles de tous les bénéfices apportés par la réalisation de notre nature spirituelle, nombre d'entre nous ne sont toujours pas convaincus, alors que nos grandes institutions religieuses sont là pour nous rappeler constamment (bien qu'avec parfois des déformations) ce que les sages et les prophètes ont vécu et partagé depuis des siècles.

Le message est simple. Nous sommes l'esprit éternel se manifestant à travers le corps et le mental. Dans notre cœur, nous savons que c'est vrai, car dans le cœur nous sommes unis à l'*Un* et nous sentons que nous sommes connectés en permanence, corps, mental et esprit.

Dans le corps humain, toutes sortes de processus sont à l'œuvre pour contribuer de façon naturelle à notre évolution vers une réalisation pleine et entière, pour peu que nous les encouragions à le faire. C'est l'essence du yoga, la mise en pratique d'un choix de méthodes conduisant à la pleine manifestation de l'esprit à travers nous. Cela a été appelé l'émergence de la *tranquillité en action* ou la montée de *l'amour divin débordant*. Telle est notre destinée en montant l'échelle de l'évolution.

La nourriture que nous mangeons a une relation directe avec notre évolution. Même si elle n'est pas le principal moyen de la transformation spirituelle, la nourriture joue un rôle important, particulièrement quand nous progressons sur notre chemin. Nous ne pouvons pas forcer notre évolution en changeant d'alimentation, mais nous pouvons l'accélérer en tenant compte de l'appel intérieur.

En élevant notre sensibilité grâce la méditation profonde journalière, nous entendrons l'appel et adapterons nos habitudes au point d'améliorer spectaculairement notre réalisation de la connexion mental/corps/esprit. Le moment venu, nous saurons que cette connexion englobe tous les êtres et toutes choses. A travers l'expérience directe, nous nous connaîtrons nous-mêmes comme le *Un*, et nous nous conduirons en conséquence dans notre activité quotidienne, agissant pour le bien de tous, tout en agissant pour notre propre bien.

Chapitre 3 – Shatkarmas pour le nettoyage

Les principales pratiques de yoga à notre disposition comprennent la méditation profonde, le pranayama de la respiration spinale, les asanas, mudras, bandhas et autres. Ces pratiques, spécialement la méditation vont susciter un appel venu de l'intérieur qui nous conduira vers une alimentation plus pure, plus saine. Nous pouvons également nous sentir appelés à nous engager dans des méthodes physiques, qui vont nous permettre d'aller plus loin dans la purification de notre corps et de notre système nerveux. En fait, les asanas, mudras, bandhas, et même le pranayama (les techniques respiratoires) font partie de cette catégorie et la méditation profonde, à elle seule, peut les mettre en route.

Les shatkarmas sont des techniques de nettoyage spécifiques qui s'adressent aux canaux internes du corps, particulièrement le circuit gastro-intestinal (GI), les fosses du nez et les sinus, qui ont un impact significatif sur le courant de l'énergie neurobiologique (extatique) à travers le corps. Les shatkarmas incluent également l'hygiène courante consistant à laver et nettoyer les yeux, les oreilles et la bouche. Nous n'en parlerons pas trop ici, en supposant que chacun a déjà une hygiène de base. Nous expliquerons en détail des méthodes qui ne nous sont pas aussi familières et qui vont bien au-delà de l'hygiène standard de notre culture moderne.

Il y a des chevauchements entre les shatkarmas et d'autres aspects du yoga comme les mudras, bandhas et pranayama. La différence principale est entre les pratiques que nous pouvons inclure dans notre programme d'asanas et de pratiques assises et celles qui demandent de nettoyer les cavités internes du corps avec de l'eau et qui doivent généralement se faire dans la salle de bain. C'est sur ces shatkarmas que nous allons nous concentrer avant tout, car ils apportent une amélioration significative à notre purification et à notre ouverture, en addition aux nombreuses pratiques déjà décrites dans les écrits AYP.

Il s'agit des shatkarmas suivants :

- Jala Neti (le lavage du nez)

- Basti (le nettoyage du colon/le lavement)

- Dhauti (le nettoyage intestinal)

D'autres shatkarmas seront examinés dans leur relation à nos pratiques quotidiennes de yoga. Ils incluent : nauli (barattage avec les muscles abdominaux), kapalbhati (expiration brusque, un pranayama pour nettoyer les nerfs), et trataka (une méthode utilisant les yeux pour fixer l'attention).

Tous les shatkarmas ont une relation profonde avec l'ensemble de notre yoga. Avant d'aller dans le détail des techniques, voyons comment elles se situent dans le tableau d'ensemble de nos pratiques et quelle est leur place dans notre illumination naissante.

Purification du corps et illumination

On a dit que le corps humain est la *Cité de Dieu*. Nous pouvons aussi dire que le corps humain et en particulier le système nerveux est une *fenêtre sur le divin*. Les pratiques de yoga sont conçues pour aider à nettoyer la fenêtre, pour qu'à travers elle puisse briller la pleine lumière de nos qualités divines intérieures. On les ressent comme une paix intérieure qui augmente, une créativité, une énergie et une perception plus éclairée du monde. Pour cette raison on appelle *illumination* l'étape finale du processus de purification et d'ouverture.

Cette purification et cette ouverture peuvent-elles se faire avec les seuls moyens physiques ? Non. Les moyens physiques, tels que ceux décrits dans ce livre (alimentation et nettoyage) ainsi que dans les autres livres AYP sur les postures (asanas), les mudras, bandhas, les pratiques sexuelles tantriques, etc., concernent l'aspect physique (énergétique) de notre purification et ouverture. Il faut aller bien plus loin. Pour cette raison, l'aspiration spirituelle (la bhakti), la méditation profonde, le pranayama de la respiration spinale et les autres méthodes impliquant le cœur, le mental et le souffle sont très importantes dans le schéma d'ensemble de notre yoga. Les pratiques non physiques vont bien plus loin que celles qui sont uniquement physiques.

Pourtant, les méthodes physiques sont une part essentielle du vaste domaine du yoga, tel qu'il a été résumé dans le *yoga à huit branches* de Patanjali.

La question revient toujours de savoir par où commencer quand nous mettons en place notre pratique de yoga. Dans l'approche AYP nous commençons avec la méditation profonde et le pranayama de la respiration spinale, avant d'aller vers des méthodes plus physiques. Avec cette orientation, le besoin de s'engager dans des méthodes physiques peut venir automatiquement. Il est fréquent pour ceux qui pratiquent tous les jours la méditation profonde d'être attirés naturellement par une alimentation plus légère et plus nourrissante, une meilleure hygiène et même des postures de yoga et des mouvements physiques internes (mudras et bandhas). C'est ce que l'on appelle le *yoga automatique*, yoga suscité par la montée du silence intérieur. Il est évident que toutes les branches du yoga sont là en nous et sont connectées entre elles de façon naturelle. Activer une branche du yoga, active toutes les autres. Plus profonde est la méthode que nous choisissons pour commencer (telle que la méditation profonde), plus les autres branches seront stimulées.

Suivant où nous en sommes sur notre chemin de purification et d'ouverture, des méthodes physiques telles que les shatkarmas peuvent jouer un rôle plus ou moins grand dans notre ouverture. Par exemple, si nous sommes au bord d'un éveil de l'énergie ou au début de cet éveil, les shatkarmas peuvent devenir très importants. Nos canaux physiques internes étant portés à un niveau de fonctionnement plus élevé, nettoyer les fosses nasales, les sinus et le circuit GI va améliorer ce processus d'affinement. A ce moment, nous pouvons donc nous sentir poussés à nous engager dans les shatkarmas.

On peut aussi utiliser les shatkarmas pour notre santé. Il ne fait pas de doute qu'un éventail complet de pratiques du yoga, comprenant les shatkarmas, peut être d'un grand bénéfice pour notre santé.

S'intéresser dès le début à l'alimentation et aux shatkarmas donne un élan à notre progrès intérieur dans les premières étapes de notre pratique de la méditation profonde. Après avoir médité tous les jours pendant quelques mois, si nous avons l'impression de n'avoir aucun effet positif dans notre activité quotidienne, l'alimentation et les shatkarmas peuvent nous aider. Bien sûr, cela ne peut se faire que si monte de l'intérieur un désir spirituel intense (bhakti) de nous engager dans ces mesures additionnelles, ce qui est déjà un signe que la méditation profonde est à l'œuvre pour aiguillonner notre envie de progresser.

<u>Toutes les pratiques de yoga sont connectées en nous.</u>

Que nous soyons enclins à faire les shatkarmas maintenant ou plus tard, nous pouvons être sûrs que cela ira de pair avec nos désirs spirituels, la méditation profonde et les autres pratiques dans lesquelles nous sommes engagés. De même, faire les shatkarmas aura un effet stimulant sur nos autres pratiques.

Dans bien des cas, il n'est pas nécessaire de faire les shatkarmas. Aucune règle ne dit que tous les pratiquants du yoga doivent s'engager dans tous les aspects du yoga. Ce sont les symptômes et une nécessité intérieure qui nous diront si c'est le moment. Il y des pratiques que nous n'aurons peut-être jamais envie de faire et c'est en ordre. Si nous progressons bien et si nous avons davantage de bonheur et d'accomplissement dans notre vie, c'est tout ce qui importe.

A un moment donné sur notre chemin, le besoin de pratiquer les shatkarmas peut être fort et décroître ensuite, quand notre système nerveux se suffit davantage à lui-même pour soutenir le fonctionnement plus élevé associé à la conductivité extatique et à la radiation (kundalini). En ce sens, les shatkarmas sont différents de la méditation profonde, du pranayama de la respiration spinale et de certaines de nos autres pratiques que nous pouvons continuer journellement toute notre vie. Les shatkarmas peuvent être nécessaires au début ou au milieu du voyage, rarement vers la fin. Les shatkarmas sont là pour aider à notre processus intérieur extatique, comparables à ces *roues d'appoint* qu'on met sur les vélos des enfants. A mesure que ces processus fonctionnent tout seuls, nous serons moins enclins à les utiliser. C'est aussi le cas de l'alimentation qui a moins d'importance à la fin qu'au début ou au milieu de notre voyage spirituel.

Parfois, de grands sages ont dédramatisé l'obsession pour un régime alimentaire strict de ceux qui ont moins d'expérience et sont moins avancés, allant jusqu'à montrer qu'ils pouvaient manger quasiment n'importe quoi sans que cela ne prête à conséquence.

Quand il s'agit d'alimentation et de shatkarmas, un modèle unique ne suffit pas, il s'agit plutôt, tout au long du chemin, d'écouter notre propre appel intérieur et d'utiliser les méthodes que notre intuition nous pousse à choisir. Nos penchants vont probablement changer à mesure qu'avec le temps notre purification et notre ouverture avancent. Au début, nous porterons beaucoup d'attention à l'alimentation et aux shatkarmas et beaucoup moins à la fin, quand nous avancerons vers les gloires du silence intérieur immuable, de la félicité extatique et de l'amour divin débordant.

Alors, l'appel que nous entendrons le plus souvent sera de rayonner la joie partout en rendant service aux autres, et d'approfondir sans relâche notre nature une et infinie. Toutes nos pratiques de yoga sont des tremplins vers cela. Ce sont toutes des méthodes de purification conduisant à l'illumination.

Nettoyage de la bouche, des fosses nasales et des sinus

Que nous cherchions à améliorer notre santé ou à progresser spirituellement, il est important de nettoyer la bouche, les fosses nasales et les sinus. Nous n'avons pas tous besoin d'aller au-delà de l'hygiène buccale standard, mais il est bon de savoir que nous pouvons en faire plus si le besoin s'en fait sentir.

Une fois le système nerveux prêt à s'ouvrir extatiquement (kundalini), le nettoyage des fosses nasales et des sinus peut devenir particulièrement important. Ces nettoyages ont également un rapport avec la neurobiologie du cerveau, quand elle est influencée par des mudras tels que sambhavi et kechari. Ces méthodes de nettoyage ont donc un but plus élevé.

La bouche et la langue

Nous avons tous été éduqués (espérons-le) à avoir une bonne hygiène buccale, en brossant nos dents chaque jour et en utilisant régulièrement un fil dentaire pour enlever la plaque de tartre. Les opinions divergent quant à l'utilisation de bains de bouche antiseptiques. Sur ce point, mieux vaut donc suivre notre intuition. Nos habitudes en matière d'hygiène buccale s'améliorent quand nous progressons dans notre yoga.

Une méthode de yoga qui peut être ajoutée à notre hygiène buccale journalière, méthode que peu connaissent dans la société moderne, est *le raclage de la langue*. Après le brossage des dents, on conseille parfois de brosser la langue avec la brosse à dents. L'équivalent yogique est le grattage de la langue qui est bien plus efficace pour enlever le tartre et les bactéries qu'il provoque. Cela implique d'utiliser le tranchant d'une pièce rigide de métal ou de plastique pour racler le dessus de la langue, de l'arrière vers l'avant en partant de la zone juste devant les papilles gustatives. Un outil plus efficace est une bande plate de métal courbée pour former un « U ». Le bord de la partie courbe peut être utilisé pour racler vers l'avant la totalité de la surface supérieure de la langue en une ou plusieurs fois.

La quantité de tartre enlevée de cette manière est bien supérieure à ce que peut faire une brosse et va réduire dans de fortes proportions la quantité de tartre récoltée sur les dents.

Bien sûr, trop de tartre sur la langue et les dents peut être un signe de déséquilibre dans l'alimentation et/ou la santé en général. Si c'est le cas, prenons du recul et regardons notre style de vie pour identifier les raisons de toutes ces protéines en excès et des bactéries (tartre) qui s'accumulent dans la bouche. Si nous le faisons, notre bouche sera bien plus propre et notre condition générale bien meilleure.

L'état de notre bouche à un moment donné est une indication visible de l'état du reste du corps et de la qualité de notre vie.

Fosses nasales et sinus – Le pot de neti

Les fosses nasales et les sinus jouent un rôle clé dans la neurobiologie de la transformation spirituelle humaine et dans la montée vers l'illumination. C'est à travers cette région qu'une connexion intime se fait entre le cerveau et le reste du système nerveux. Le nettoyage journalier des fosses nasales et des sinus peut donc être souhaitable à certains moments de notre parcours. Nous saurons intuitivement quand c'est le moment. Savoir nettoyer ces tissus délicats aura des effets bénéfiques certains sur notre santé.

Une méthode du yoga remontant très loin dans le temps pour nettoyer les fosses nasales et les sinus est appelée *jala neti* ou *douche nasale* et consiste à utiliser de l'eau salée d'une façon sûre et confortable. De nombreux mudras et pranayamas concernent également les passages du nez et les sinus, sans utiliser d'eau. Cela inclut *yoni mudra*, *kechari mudra*, *sambhavi mudra*, *bastrika pranayama*, et *kapalbhati* (voir plus loin).

La façon la plus simple de commencer jala neti est d'utiliser un *pot de neti*, qui ressemble à une petite théière avec un bec que l'on peut entrer facilement dans la narine. On l'obtient facilement dans n'importe quel magasin d'articles de yoga. Avec un mélange correct d'eau salée dans le pot de neti et avec le bec inséré dans une narine, le visage penché au-dessus du lavabo, la tête est tournée de côté de sorte que l'eau puisse couler dans la narine. A partir de là elle va couler à travers le passage du nez, au-dessus de l'extrémité arrière du septum nasal (la cloison séparant les narines droite et gauche), pour ensuite sortir par l'autre narine dans le lavabo, comme le montre l'illustration ci-dessous :

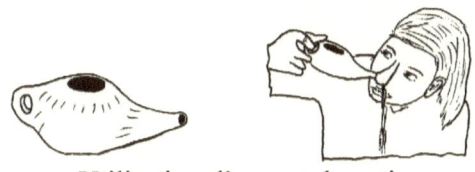

Utilisation d'un pot de neti

On pratique à travers une narine et ensuite à travers l'autre. L'ordre n'a pas d'importance. Aussi longtemps que la tête est penchée en avant, l'eau ne peut pas passer dans la gorge. Si un peu d'eau déborde dans la bouche, elle peut être facilement recrachée. (Reportez-vous à la section suivante sur l'utilisation d'un bol pour jala neti.)

En suivant cette méthode facile avec le pot de neti, les sinus seront également remplis de la solution saline qui va les masser et les nettoyer gentiment. Une fois le pot de neti vidé dans les deux narines et que l'eau s'est écoulée, cela va prendre encore quelques minutes supplémentaires pour assécher les sinus. On le fait en inclinant lentement la tête vers la gauche et la droite et ensuite vers le haut et le bas au-dessus du lavabo. L'eau va continuer à sortir des sinus pendant encore quelques minutes, il faut donc être patient. Si vous quittez la salle de bains trop tôt, vous finirez de vider vos sinus sur le tapis du living-room !

La quantité de sel que nous mettons dans l'eau est importante, car elle détermine le confort ou l'inconfort que nous pouvons avoir en pratiquant jala neti.

Il est clair que si la pratique est désagréable, nous n'aurons pas envie de la faire. Il est donc essentiel d'avoir la bonne proportion de sel. De ce point de vue chacun est un peu différent, vous devrez sans doute procéder par essai et erreur pour trouver la proportion de sel qui vous convient.

On peut utiliser l'eau du robinet légèrement chaude, si elle est conforme aux normes sanitaires. Il est préférable d'utiliser du sel pur sans additifs, tels que l'iode. Il faut compter une à deux cuillères à café pour un litre d'eau ou encore une demi-cuillère à une cuillère pour un demi-litre. Pour un petit pot de neti, quelques pincées de sel suffiront.

On ajuste la quantité de sel en tenant compte de nos sensations dans les narines. Chacun est un peu différent et les dosages mentionnés ci-dessus sont approximatifs. Trop ou trop peu de sel peut provoquer des picotements ou d'autres signes d'inconfort et nous devrons rectifier en conséquence le dosage du sel. Utiliser une quantité de sel incorrecte ne va pas provoquer de dégâts irréversibles, mais ce ne sera pas agréable et il vaut donc mieux revoir le dosage. Si le dosage nous convient, nous n'aurons *aucune gêne* quand l'eau passera à travers les tissus sensibles du nez et des sinus. C'est ainsi que nous saurons que la proportion est correcte. Essayez et voyez par vous-mêmes !

Il en va de même de la plupart des pratiques de yoga. La pratique la plus confortable est le plus souvent la meilleure. Il faut toujours en tenir compte en gérant ses pratiques.

Jala neti peut se faire tous les jours dans le cadre de notre hygiène matinale ou quand c'est nécessaire. Pour les pratiquants plus avancés, le pot de neti peut être remplacé par un bol. Jala neti peut aussi se combiner avec amaroli (voir le chapitre suivant).

Fosses nasales et sinus – Le bol d'eau

Une fois maîtrisé le pot de neti, nous pouvons éprouver le désir d'un nettoyage plus complet de nos voies nasales et des sinus. Cela veut dire d'utiliser davantage d'eau que ne peut le faire en une seule fois le petit pot de neti. Bien sûr, nous pouvons continuer à remplir le pot de neti et faire passer autant d'eau que nous le voulons. Il existe toutefois un autre moyen qui est d'utiliser un bol et d'aspirer l'eau directement dans les fosses nasales grâce à la pression négative des poumons, plutôt que le pot de neti qui utilise la gravité pour faire couler l'eau dans les narines.

Utiliser un bol pour jala neti est une méthode plus avancée, mais moins difficile ou risquée qu'il ne pourrait le sembler de prime abord.

Il n'y a qu'un petit pas à franchir pour passer du pot de neti à l'aspiration de l'eau chaude salée du bol avec les deux narines pour l'expulser par la bouche. De cette façon, on vide le bol en peu de fois. L'eau peut aussi être rejetée par le nez, mais c'est plus compliqué. Le pharynx nasal est un vaisseau naturel pour cette opération et possède même un « barrage » grâce au voile du palais qui empêche l'eau de couler dans la gorge, quand on l'aspire à travers le nez, ce qui donne le même effet qu'en utilisant le pot de neti.

Utiliser le bol est rapide et efficace. Le plus long est d'attendre que les sinus se sèchent, ce qui peut prendre quelques minutes. C'est vrai de toutes les méthodes de jala neti, mais spécialement de l'utilisation de tout un bol qui peut représenter un demi-litre d'eau ou davantage.

Si cette forme de jala neti paraît risquée, elle ne l'est pas. Avec cette méthode, les risques d'inhaler de l'eau sont pratiquement inexistants. Nous avons une capacité naturelle à gérer l'eau de cette façon. Toutefois, s'il y a trop ou trop peu de sel, cela ne sera pas très agréable, il faut donc tenir compte des instructions ci-dessus pour que le dosage du sel procure le maximum de confort.

Nettoyage du côlon

Il a été dit que bien des maladies pouvaient être soignées par le nettoyage du côlon, c'est-à-dire les lavements. Cela explique la popularité grandissante de cette pratique et même la multiplication des *cliniques d'irrigation côlonique*. Comme pour tant de choses du yoga, une approche modérée peut être très utile à notre progrès spirituel et à notre santé. En revanche, être obsédé par une pratique au détriment du reste peut être contre-productif. C'est en tenant compte de cet avertissement que nous allons aborder le nettoyage du côlon ou *basti*.

Le côlon est la partie des intestins qui monte à partir de l'appendice depuis le bas de l'abdomen droit (côlon ascendant), traverse de la droite vers la gauche juste au-dessus du nombril (côlon transverse) et redescend (côlon descendant) sur le côté gauche de l'abdomen jusqu'au rectum et l'anus.

Basti est un simple lavement à l'eau chaude avec un sac utilisant la gravité, un tuyau avec un robinet et une canule qui s'insére dans l'anus.

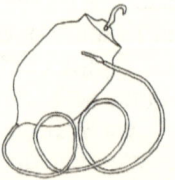

Sac à lavement

L'eau du robinet modérément chaude peut être utilisée si elle n'a pas de bactéries. Dans le cas contraire, utilisez de l'eau bouillie. On ne met pas de sel. Le sac étant suspendu plus ou moins à un mètre au-dessus de l'anus, remplissez le côlon avec précaution d'environ un litre d'eau (ou moins). Vous pouvez soit vous asseoir sur les toilettes en vous penchant vers l'avant, soit vous coucher sur le côté gauche. Pour se protéger des infections urinaires, il faut prendre garde, spécialement les dames, que l'eau ne coule pas de l'anus vers l'urètre. Attendez quelques minutes avant d'évacuer. Assis sur le siège des toilettes, avant et pendant que le côlon se vide, on peut pratiquer sans insister quelques nauli (décrit plus loin dans ce chapitre). Cette façon de faire rapide et facile apporte un bon nettoyage du côlon.

Dans un but spirituel, basti peut se pratiquer chaque matin avant de prendre sa douche et de faire les pratiques assises, de même que jala neti, la douche nasale. Cependant, ce n'est pas une routine pour ceux qui commencent le yoga ni pour les pratiquants avancés dont la conductivité extatique est bien établie. Dans l'optique de la spiritualité, les shatkarmas sont vraiment utiles quand on est au milieu du chemin où l'on travaille avec l'énergie extatique en même temps qu'avec toutes les autres pratiques du yoga.

S'il s'agit de santé, on peut pratiquer basti pour le soulagement qu'il apporte en cas de stress, constipation et autres problèmes digestifs.

Basti peut-il devenir une habitude dont on ne pourrait plus se passer, devenant dépendant des lavements pour aller aux toilettes ? Pas nécessairement. Basti peut être utilisé tous les jours, pendant longtemps, dans un but spirituel, pour accompagner la pratique du yoga en aidant à l'éveil de la conductivité extatique. Ensuite, quand l'éveil extatique est devenu fort et se suffit à lui-même, basti peut être arrêté et utilisé seulement à l'occasion.

Avec les nombreux changements dans le fonctionnement neurobiologique qui se produisent quand on progresse dans le yoga, une élimination régulière devient partie intégrante de la neurobiologie extatique, mais une période transitoire est nécessaire pour en arriver là, avec un éventail complet de pratiques. Les shatkarmas pour le nettoyage, basti compris, font partie de cette phase transitoire.

Inutile donc de se précipiter pour commencer basti et les shatkarmas en général si nous sommes débutants en yoga. Il vaut bien mieux avoir une bonne maîtrise de la méditation profonde, du pranayama de la respiration spinale et des autres pratiques de yoga. Ensuite, les shatkarmas seront là quand nous en aurons besoin. Nous saurons quand les pratiquer, à partir de nos propres tendances intérieures, exactement comme nous saurons quand et comment modifier notre alimentation à mesure qu'avance notre développement intérieur.

D'autre part, nous pouvons constater que basti améliore notre santé et c'est une bonne raison pour l'ajouter à tel ou tel autre shatkarma utile à notre santé. Chacun est différent et a des besoins différents. Cependant, l'obsession n'est jamais une bonne raison pour entreprendre des pratiques de yoga et certainement pas pour en faire trop.

Bien sûr, nous ne voulons pas dépendre éternellement de basti pour aller à la selle. Si nous l'utilisons avant tout pour notre santé, sans doute qu'une ou deux fois par semaine sera bien suffisant. Quand les énergies internes sont en mouvement (la kundalini), notre bhakti montante nous fera savoir si c'est le moment de faire davantage basti et les autres shatkarmas. A un moment, ce sera tous les jours, et peut-être plus tard, pas du tout.

Dans cette discussion, nous présentons basti principalement comme une pratique spirituelle. Nombreux sont ceux qui l'utilisent aussi pour leur santé. Nous avons parlé d'une forme basique de basti que tout le monde peut faire à la maison. Quand il s'agit de santé, il existe des variations pouvant inclure des lavements plus poussés demandant une assistance en clinique et des lavements aux herbes contenant diverses préparations ajoutées à l'eau du lavement ou prises à l'avance par voie orale. Bien des variations sont possibles pour utiliser basti (le lavement).

En ce qui nous concerne, une pratique stable sera l'approche la plus efficace pendant le laps de temps (des semaines ou des mois) où, sur notre chemin, nous aurons besoin de basti.

Lavage de l'intestin

Une méthode plus rigoureuse et plus éprouvante pour nettoyer le circuit gastro-intestinal (GI) tout entier, qui implique de boire une grande quantité d'eau salée, est appelée *dhauti* ou *lavage de l'intestin*. Le sel empêche une digestion immédiate et l'eau passe à travers tout le circuit digestif, emportant avec elle tout ce qu'il y a dans le système digestif.

Cette procédure a été utilisée par les pratiquants du yoga depuis bien des siècles, et quelque chose de similaire est utilisé de nos jours pour nettoyer le système digestif avant une intervention médicale importante telle qu'une opération chirurgicale.

Dhauti ne devrait pas se faire souvent. Cela appauvrit le système en éléments biochimiques naturels bien plus que basti. Une fois par semaine serait beaucoup trop et chaque mois serait déjà beaucoup. Plusieurs fois par an, au maximum, serait une approche plus équilibrée.

Pour faire dhauti, nous buvons deux litres d'eau salée (deux cuillères à thé par litre) lentement mais régulièrement un verre après l'autre pendant environ quinze minutes. C'est bien de faire quelques légers nauli (voir plus loin) entre les verres d'eau pour aider le flux interne. Ensuite couchez-vous sur le côté gauche (pour que l'eau coule mieux à travers les intestins) pendant 20 minutes. Ensuite allez aux toilettes, si vous n'avez pas déjà eu besoin d'y aller.

Il vaut mieux prévoir au moins 30 minutes pour éliminer par intermittence et ensuite se coucher et se reposer. Le sel oblige l'eau à passer tout droit à travers le circuit gastro-intestinal pour une bonne vidange. En plus du nettoyage, cette procédure peut être temporairement débilitante en raison de la perte d'éléments biochimiques et d'essences vitales dans le circuit GI.

En réalité, basti (le lavement) est une méthode plus commode. On peut le faire bien plus facilement et rapidement, tous les jours si c'est ce que l'on désire et ce n'est pas fatigant. En fait, basti va augmenter le flot de l'énergie interne, une fois que la conductivité extatique commence à monter dans la neurobiologie. Basti stimule une forme de digestion plus élevée dans le circuit GI, en amont du côlon, alors que dhauti suspend temporairement la digestion jusqu'à ce que le circuit GI récupère d'avoir été vidé complètement. Pour cette raison, il est recommandé d'utiliser dhauti avec parcimonie, d'autant plus si la conductivité extatique est en train d'émerger.

Davantage de shatkarmas

Il y a six shatkarmas traditionnels. Il y en a encore bien davantage, si l'on tient compte de tout ce que la pratique du yoga peut nous inspirer, y compris de nombreuses variations des shatkarmas déjà examinés. Les six sont *jala neti* (douche nasale), *basti* (nettoyage du côlon, le lavement), *dhauti* (lavage intestinal), *nauli* (barattage avec les muscles abdominaux), *kapalbhati* (expiration brusque, un pranayama pour nettoyer les nerfs), et *trataka* (une méthode utilisant les yeux pour fixer l'attention).

Les trois premiers de ces shatkarmas sont des techniques de nettoyage au sens physique et ont été examinés. Les trois autres sont également physiques mais n'impliquent pas de rincer les cavités du corps avec de l'eau. Ils sont plus étroitement liés à nos pratiques de yoga journalières et ont été déjà examinés à un moment ou à un autre dans les écrits AYP. S'ils n'ont pas été décrits sous leur nom, ils l'ont certainement été dans l'application de leurs principes à d'autres pratiques dans le cadre du schéma d'ensemble incluant les asanas, le pranayama de la respiration spinale et la méditation profonde.

Nous allons revoir ces interconnexions.

Nauli

Nauli veut dire *baratter*. C'est une version dynamique d'*uddiyana bandha* (le verrou abdominal), et consiste à faire *tournoyer les muscles abdominaux* d'abord dans une direction puis dans l'autre. Nauli stimule le fonctionnement du système digestif à un niveau plus élevé en faisant monter l'énergie extatique de la kundalini depuis la région pelvienne, pour lui permettre de participer activement à la nourriture et à l'air dans le circuit GI, conduisant à la conductivité extatique de tout le corps. En même temps, nauli apporte une stimulation pour un nettoyage en profondeur des intestins. Il peut faire partie de notre série d'asanas (les postures de yoga), et il peut également se pratiquer pendant basti (lavement) et dhauti (lavage intestinal) pour améliorer le nettoyage et l'élimination quand les intestins sont pleins d'eau salée.

Avant de commencer nauli, il faut une bonne expérience d'uddiyana bandha qui fait partie de la série d'asanas qui précède le pranayama de la respiration spinale et la méditation profonde. Pour avoir des détails sur la série d'asanas, se reporter au livre AYP : *Asanas, mudras et bandhas*. En pratiquant uddiyana, nous nous tenons debout avec les mains sur les genoux, les pieds écartés de la largeur des épaules. Ensuite, nous expirons complètement l'air de nos poumons, nous rentrons l'abdomen en remontant le diaphragme dans la cavité des poumons. Nous tenons ainsi plusieurs fois cinq secondes ou plus longtemps si cela reste confortable. Uddiyana veut dire *s'envoler*, ce qui devient évident pour beaucoup une fois la pratique acquise. L'énergie interne s'envole littéralement.

Nauli est une version dynamique ou une extension d'uddiyana, en impliquant un mouvement rythmique des muscles abdominaux plutôt que le maintien d'une position statique. Le *barattage* de nauli s'effectue en contractant alternativement les muscles abdominaux à gauche et à droite pour obtenir un effet tournoyant. On pratique dans la même position qu'uddiyana, debout, poumons vides et le diaphragme remonté, tout en contractant les muscles abdominaux, comme quand on fait un exercice de musculation (sit-up), d'abord contre un genou avec l'aide d'un bras, ensuite contre l'autre genou avec l'aide de l'autre bras. On devient ainsi capable de contracter séparément les muscles abdominaux à gauche et à droite, ce qui est la clé pour réaliser l'effet de tournoiement. Nauli peut alors être pratiqué n'importe quand, dans n'importe quelle position. Il devient ainsi une pratique interne qui se voit moins extérieurement. Il est d'une grande aide pour digérer et éliminer.

Nauli se pratique habituellement dans la série d'asanas au même moment qu'uddiyana bandha, en ajoutant 10 à 20 tournoiements dans chaque direction. Peu à peu, nauli devient un réflexe automatique subtil dans le corps qui contribue à de vastes courants intérieurs d'énergie extatique. Le nettoyage devient alors très raffiné.

Des instructions supplémentaires détaillées sur uddiyana bandha et nauli peuvent être trouvées dans le livre *AYP Easy Lessons for Ecstatic Living*. Nauli est une pratique de yoga puissante et il vaut mieux l'entreprendre une fois la routine d'asanas et de pratiques assises bien établie. Elle doit alors être mesurée et gérée avec prudence pour qu'elle produise des progrès durables et sûrs. Une courte pratique de nauli a des effets durables.

Kapalbhati

Kapalbhati signifie *front brillant*. Il peut aussi signifier *visage lumineux*. C'est une technique de pranayama (respiration), qui consiste en une inspiration normale détendue suivie d'une expiration soudaine, semblable à un soufflet. Le tout répété un certain nombre de fois. L'inspiration se fait habituellement par le nez mais peut se faire par la bouche si le nez est bouché. L'expiration se fait normalement par le nez, mais peut également se faire par la bouche avec les lèvres pincées pour freiner légèrement la sortie de l'air. L'effet principal de kapalbhati est d'augmenter la pression de l'air par de courtes rafales dans le pharynx nasal et les sinus, ce qui stimule la partie antérieure du cerveau. Cela apporte un *nettoyage du cerveau*.

On peut pratiquer kapalbhati par séries de 10 à 20 cycles d'inspirations détendues suivies d'expirations brusques. Il faut faire attention à ne pas trop en faire. Un bon moment pour pratiquer kapalbhati est après les asanas et juste avant les pratiques assises deux fois par jour, pratiques comprenant le pranayama de la respiration spinale et la méditation profonde.

Kapalbhati a pour effet de purifier la neurobiologie de la partie supérieure du corps et de la tête en particulier. D'où les expressions *front brillant* et *visage lumineux*. Il peut donner la sensation interne que l'énergie rayonne et parfois le rayonnement peut apparaître à l'extérieur sur le visage.

On trouve également les principes et les effets de kapalbhati dans le pranayama du bastrika spinal, une pratique plus avancée et plus complète utilisée par le système AYP dans les pratiques assises quotidiennes. Le bastrika spinal apporte aussi des bénéfices supplémentaires en purifiant le nerf spinal tout entier (sushumna) depuis la racine (anus/périnée) jusqu'au centre du front, et tout le système nerveux qui rayonne depuis notre canal central. A mesure que nous avançons dans notre pratique du yoga, le pranayama du bastrika spinal peut être préféré au kapalbhati de base dans nos pratiques assises journalières.

On trouve des instructions détaillées sur le pranayama du bastrika spinal dans le livre *AYP Easy Lessons for Ecstatic Living*.

Trataka

Trataka signifie *fixer le regard*. Il s'agit de fixer un objet pendant un certain temps. Cela purifie la machinerie interne de l'attention qui, chez la plupart d'entre nous, passe par les yeux pendant la plus grande partie des heures où nous sommes éveillés. Fixer le regard aide à desserrer l'emprise des expériences externes sur l'attention.

Dans bien des traditions, trataka, sous une forme ou sous une autre, est utilisé comme préparation aux pratiques assises. Dans certains systèmes de pratique, il est utilisé comme technique principale de méditation : les pratiques légendaires de *fixer la flamme d'une bougie* ou le *mur*.

Dans le système de pratiques AYP, nous ne fixons pas une bougie ou le mur, du moins pas en tant que pratique essentielle. A la place, nous entraînons sans effort notre attention à s'intérioriser pour favoriser les deux mécanismes essentiels de la transformation spirituelle qui sont naturellement à l'œuvre dans le système nerveux humain.

- Le travail sur le *silence intérieur*, silence intérieur qui est l'essence de la conscience, avant qu'elle ne se focalise en mettant son attention sur un objet. Cela se réalise par la méditation profonde et les méthodes additionnelles.

- Le travail sur *la conductivité extatique*, qui est l'aspect énergétique dynamique de notre nature. Cela se réalise par le pranayama de la respiration spinale et les méthodes additionnelles.

Le pranayama de la respiration spinale et la méditation profonde impliquent tous les deux l'usage de l'attention. On peut donc parler d'une forme plus sophistiquée de la fixation du regard. Dans les deux cas, la technique essentielle est de favoriser sans effort une procédure qui utilise l'attention avec *les yeux fermés*, de même que dans trataka nous favorisons l'objet sur lequel nous fixons notre regard avec les yeux ouverts. Chaque fois que notre attention se relâche, nous la ramenons sans effort. C'est ce que nous faisons avec les procédures simples du pranayama de la respiration spinale et de la méditation profonde. On peut dire que pour le temps de pratique que nous avons défini à l'avance, elles deviennent l'objet sur lequel nous fixons notre regard.

Dire que le pranayama de la respiration spinale et la méditation profonde sont des formes de trataka peut sembler exagéré. En réalité, ce sont des développements d'un même principe, de même que le pranayama du bastrika spinal est une extension du principe de kapalbhati. Il s'agit de prendre des principes de base et de les incorporer dans des pratiques plus larges qui sont simples, tout en étant beaucoup plus globales dans leurs effets.

Avec AYP nous utilisons une forme simple de trataka pour aider à perfectionner *sambhavi mudra* pendant notre pranayama de la respiration spinale, où la position physique des yeux est séparée du mouvement de l'attention qui monte et descend le long du nerf spinal à l'inspiration et à l'expiration. Avec sambhavi, les yeux sont levés et centrés légèrement, avec un froncement imperceptible au centre entre les sourcils. Les yeux restant fermés sont levés et centrés pendant la respiration spinale, en même temps que l'attention suit le parcours, de bas en haut et de haut en bas, du nerf spinal (le centre de la colonne vertébrale) entre la racine et le front pendant l'inspiration et l'expiration.

Cela demande un peu de pratique pour apprendre à maintenir sambhavi pendant la respiration spinale et un exercice simple de trataka peut y aider. On le fait en gardant les yeux ouverts et en fixant fermement un objet externe tout en suivant le nerf spinal avec l'attention, en respirant sans effort. Ce n'est ni le pranayama de la respiration spinale, ni sambhavi mudra, c'est une préparation pour faire sambhavi pendant la respiration spinale. Un peu de trataka fait de cette façon nous aidera à stabiliser notre pratique du sambhavi intérieur (yeux fermés), quand nous faisons le pranayama de la respiration spinale et d'autres pratiques de yoga.

Trataka peut ainsi préparer à d'autres pratiques en nous révélant la relation entre l'attention et la position des yeux et en nous aidant à mieux adapter notre attention à toutes les pratiques que nous faisons. Le principe de trataka (favoriser un objet ou une procédure de yoga avec l'attention) se retrouve dans quantité de pratiques.

Comme nous l'avons vu, les trois derniers shatkarmas, ou leurs principes sous-jacents, font déjà largement partie du système de pratiques AYP. On peut avoir quelques bénéfices additionnels en les pratiquant séparément de la façon traditionnelle. Cependant, ce n'est sans doute pas la meilleure façon de les utiliser. Les principes internes qu'ils stimulent par des manipulations externes sont les mêmes que stimulent les mudras et bandhas. Les pratiques de ce genre sont beaucoup plus efficaces quand elles sont intégrées aux pratiques de base du pranayama de la respiration spinale et de la méditation profonde. Par *intégrées*, nous ne voulons pas dire qu'elles doivent se pratiquer en même temps. Nous voulons dire qu'elles doivent se combiner dans la pratique journalière de manière à optimiser les *effets* de notre pratique prise dans son ensemble, ce qui va faciliter un progrès régulier, confortable et sûr de notre épanouissement spirituel. Sans le confort et la sécurité, le progrès ne peut être soutenu et tôt ou tard nous serons obligés de réduire les pratiques pour un temps. Il est donc sage de *bien gérer* ses pratiques, ce qui implique de les réguler de manière à équilibrer notre progression avec confort et sécurité. A certains moments, cela peut vouloir dire d'arrêter complètement certaines pratiques.

Les shatkarmas sont particulièrement utiles si l'on est bien établi dans un programme régulier de pratiques assises, car ils ont une dimension spirituelle considérable. Les shatkarmas sont une aide importante pour cultiver la conductivité extatique dans la neurobiologie. Le circuit GI joue là-dedans un rôle central, mais pas nécessairement dans les premiers jours de nos pratiques. Il est beaucoup plus important de devenir stable dans nos pratiques de base.

Du point de vue d'AYP, les shatkarmas sont des pratiques intermédiaires, au commencement ou à la fin du voyage. Ils ne sont pas vraiment nécessaires à la plus grande partie des pratiquants pour améliorer leurs progrès spirituels. Ils sont très utiles au milieu quand la conductivité extatique entre en jeu. Bien sûr, quand il s'agit de santé, les shatkarmas peuvent être utiles à n'importe quel moment, ils chevauchent ainsi les domaines de la spiritualité et de la santé physique, comme d'ailleurs toutes les pratiques de yoga. Ici, nous nous concentrons en premier sur le côté spirituel.

Si nous suivons l'application intégrée AYP de la méditation profonde, du pranayama de la respiration spinale, des asanas, mudras et bandhas, les principes de nauli, kapalbhati et trataka font déjà partie de notre programme quotidien. Ce sont les shatkarmas des *nettoyages internes* (jala neti, basti et dhauti) qui seront nouveaux. Pour ces trois-là, il est suggéré de voir comment la montée de la conductivité extatique stimule notre désir de les faire, plutôt que de les forcer prématurément dans notre pratique journalière. Si nous prenons cette approche, le moment de faire les shatkarmas des lavages internes nous apparaîtra clairement. A mesure que la neurobiologie interne commence à bouger dans les fosses nasales, les sinus et le circuit GI, nous saurons que le moment est venu d'y apporter un nettoyage supplémentaire. La conductivité extatique est cultivée principalement par le pranayama de la respiration spinale, les mudras, bandhas et les formes additionnelles de pranayama. La condition préalable en est la montée du silence intérieur, cultivé principalement par la méditation profonde et le samyama. Vous voyez que beaucoup de choses vont se passer avant que certains shatkarmas soient capables de produire le maximum d'effets.

C'est la façon la plus simple d'aborder les shatkarmas des nettoyages internes : nous les pratiquons quand intérieurement nous nous sentons appelés à les faire. Si ce n'est pas le cas, les laisser de côté ne va pas nous retarder spirituellement. La méditation profonde, le pranayama de la respiration spinale et les autres pratiques assises sont des facteurs bien plus importants de notre transformation spirituelle. Le fait que le yoga soit *interconnecté* nous appellera naturellement à faire les shatkarmas et les autres yamas (règles) et niyamas (observances), quand notre épanouissement intérieur le réclamera. Toutes les méthodes du yoga font partie de l'ensemble du processus de la transformation spirituelle humaine qui réside en chacun de nous.

Chapitre 4 – Amaroli – Rajeunir de l'intérieur

Amaroli veut dire *urinothérapie*. Depuis des temps reculés, à la fois à l'Est et à l'Ouest, l'urine a été utilisée pour soigner beaucoup de maladies : en la buvant (boire l'urine fraîche est la forme première d'amaroli), et en appliquant l'urine fraîche directement sur les blessures, les plaies, les éruptions et les autres maladies visibles du corps. Des partisans enthousiastes ont prétendu que l'urinothérapie pouvait tout soigner depuis l'asthme, le simple rhume et le cancer jusqu'à la chute des cheveux, l'obésité et les maladies vénériennes. Il appartiendra au lecteur de vérifier ces allégations. Beaucoup d'études ont été faites et enregistrées sur l'utilisation de l'urinothérapie pour rétablir et conserver une bonne santé.

L'urinothérapie a également été utilisée à travers les âges en tant que pratique spirituelle. Dans ce livre, nous nous concentrons d'abord sur son rôle dans le yoga pour favoriser le processus de la transformation spirituelle humaine. Dans le *Hatha Yoga Pradipika,* ancien et bien connu, la thérapie par l'urine est appelée *Amaroli*. Dans le *Damar Tantra* bien plus ancien mais moins bien connu, la pratique s'appelle *Shivambu Kalpa*. Dans ces deux textes vénérables, l'urinothérapie est présentée comme une pratique spirituelle importante.

Ainsi, si vous avez envie de conserver une bonne santé et d'enrichir votre pratique du yoga avec une méthode additionnelle qui peut aider à accélérer votre voyage vers le silence intérieur immuable, la félicité extatique et l'amour divin débordant, amaroli mérite d'être examiné de plus près.

En fait, si nous avons le courage d'essayer, nous pourrions être agréablement surpris. On dit que « c'est au fruit que l'on reconnaît l'arbre. »

Sauf que dans le cas présent, il ne s'agit pas de manger mais de boire.

Comment pratiquer amaroli – L'urinothérapie

Qu'on l'envisage pour la santé, la spiritualité ou les deux à la fois, amaroli est un paradoxe.

D'une part, amaroli tombe sous le coup du préjugé négatif que beaucoup peuvent avoir à boire leur propre urine, même si cette pratique est connue depuis des milliers d'années et a été utilisée avec succès dans de nombreuses cultures. Pourtant, dans les cultures actuelles dites *aseptisées*, l'aversion est générale.

D'autre part, on a constaté cliniquement qu'amaroli a une grande variété d'effets bénéfiques pour la santé et peut être un des toniques de guérison les plus efficaces de tous les temps. A tel point que, dans certains cas, les sociétés pharmaceutiques nous vendent en pilules ce que nous pouvons avoir gratuitement, avec une bien meilleure qualité, dans l'intimité de notre salle de bains.

La vérité est que l'urinothérapie est une des meilleures choses que chacun de nous peut faire pour prévenir la maladie, et guérir plus rapidement si nous souffrons d'à peu près n'importe quelle affection. Pourquoi cela ? Même si ce n'est pas encore compris complètement, les chercheurs sont généralement d'accord que l'urinothérapie enrichit la présence de centaines (voire de milliers) d'éléments et de composants vitaux dans notre corps et renforce notre système immunitaire au-delà de son état naturel. Bien que moins compris, amaroli a montré qu'il avait un effet de purification et de rajeunissement sur le corps. Tout cela est plutôt impressionnant et nous n'avons même pas commencé à parler des bénéfices spirituels. Quels sont-ils ?

Il faut souligner qu'amaroli nous vient de sources anciennes, non pas d'abord pour sa valeur médicinale, mais bien pour sa valeur comme pratique spirituelle. Dans le *Hatha Yoga Pradipika* et dans le bien plus ancien *Damar Tantra,* le but d'amaroli comprend le bien-être physique, mais va bien plus loin jusqu'au royaume de l'illumination. Cela vaut donc la peine de surmonter un préjugé de longue date pour rechercher ce qu'il y a de vrai dans tout cela. Il n'y a aucun risque, amaroli est donc vivement recommandé.

Une fois que nous avons trouvé le courage d'essayer, nous serons sages de commencer avec une petite quantité pour augmenter peu à peu. N'en va-t-il pas de même de bien des choses dans la vie, y compris de nos pratiques de yoga ? On estime qu'un verre plein, environ 200 à 250 millilitres, est la dose journalière traditionnelle. Mais nous pouvons commencer avec quelques gouttes, mélangées dans un verre avec un peu d'eau, et partir de là. Aucune règle ne dit qu'il faut arriver à un verre plein. Cela peut être beaucoup moins. Ce qui est important est de pratiquer tous les jours, c'est bien plus important que la quantité. Comme avec toutes les pratiques de yoga, chacun est un peu différent dans ses besoins et son approche.

En commençant à pratiquer amaroli, la ligne de conduite à suivre est de le faire le matin en tout premier, quelle que soit l'heure pour nous. En recueillant l'urine, prenez-la *au milieu,* ce qui veut dire après le début de la miction et avant la fin. Comme avec bien des choses, la première fois sera la plus impressionnante, même en mélangeant avec de l'eau. Cela ne va pas vous faire de mal. L'aversion est entièrement psychologique. Essayez et voyez comment vous vous sentez après.

Si vous le faites le matin dans la douche, juste avant votre hygiène buccale, il n'y aura aucune trace d'odeur quand vous quitterez la salle de bains. On s'habitue au goût, et rapidement il ne choque plus le pratiquant. En quelques jours, cela devient plus facile. Très facile, une fois brisée la barrière psychologique. C'est une des plus faciles de toutes les pratiques du yoga, plus facile qu'aucun des shatkarmas et plus facile que les mudras et bandhas. Cela peut aller relativement vite, de quelques gouttes diluées à plusieurs gorgées non diluées. Sans même vous en rendre compte, le verre sera rempli et retournera à nouveau dans votre corps. Telle est la pratique quotidienne d'amaroli. Il n'y a pas grand-chose à en dire de plus, sinon à parler de la durée.

Plus longtemps nous la pratiquons journellement, plus les bénéfices s'accumulent.

Il n'est pas nécessaire de boire tout un verre d'urine chaque matin. En fait, cela peut être déconseillé à certains moments ou pour certaines personnes. De nombreux facteurs peuvent faire changer la dose. L'un d'eux est la quantité disponible. Un autre la qualité. Si nous avons mangé des nourritures généreusement assaisonnées, salées ou grasses, ou si nous avons pris des médicaments sur ordonnance, l'urine peut être forte. Dans aucun de ces cas, amaroli n'est interdit. La quantité peut être réduite ou diluée autant que nécessaire.

Il n'est pas recommandé de mélanger l'urine à de la nourriture ou à une boisson autre que de l'eau, car cela pourrait réduire son efficacité. Le moment idéal pour pratiquer amaroli est avec l'estomac vide, de préférence le matin. Après amaroli, il vaut mieux attendre au moins quinze minutes avant de manger.

Pendant amaroli, avant de boire de l'eau, quand la bouche est encore humide d'urine, plusieurs inhalations profondes des essences aromatiques dans la bouche produiront sur les poumons un effet adoucissant et bienfaisant. Gardez à l'esprit que le liquide amniotique dans l'utérus est composé principalement d'urine et que c'est ainsi que nous commençons notre vie avant la naissance, faisant amaroli, y compris dans nos poumons. En conséquence, inhaler ces essences aromatiques ne sera pas dangereux. Bien au contraire, cela sera très bénéfique pour les poumons.

Bien *gérer notre pratique* fait partie d'amaroli. Si nous en faisons trop, nous pouvons avoir des symptômes similaires à ceux ressentis quand nous exagérons avec l'une ou l'autre des pratiques de yoga : trop d'impuretés se dégageant du système nerveux au même moment, en raison d'une purification intérieure excessive.

Si amaroli nous rend mal à l'aise, nous saurons que nous devons revenir en arrière le temps que cela s'apaise. Nous ne pratiquons pas à un niveau qui nous causerait de l'inconfort. En cela, amaroli n'est pas différent des autres pratiques de yoga. Si un verre plein est excessif, essayez un demi-verre. Si c'est encore trop, commencez à mesurer les gorgées de zéro à la dose exacte pour vous. Cela peut être très peu pour certains et plus pour d'autres. Chacun est différent. Vous ne trouverez pas ce qui vous convient avant d'avoir essayé.

Dans le yoga, trouver un équilibre entre les pratiques et nos activités quotidiennes est une part importante du processus. Une fois sur le chemin du yoga depuis un certain temps, le guide intérieur vient toujours pour nous diriger dans la bonne direction. Soyez ouvert à cette possibilité !

Améliorer la biologie subtile pour le silence intérieur

Une fois amaroli pratiqué pendant quelques semaines, nous pouvons remarquer qu'il se passe quelque chose. Nous nous sentons, en quelque sorte, plus forts intérieurement, comme si des espaces faibles profondément enfouis avaient été renforcés. *Intérieurement robuste* est l'expression qui vient à l'esprit. Peut-être n'avions-nous pas remarqué auparavant ces espaces déficients, mais nous pouvons sentir que quelque chose a été rempli. Que nous nous sentions en meilleure santé va sans dire. Oui, définitivement en meilleure santé. Mais il y a plus, il y a quelque chose qui va au-delà de cette sensation d'être physiquement plus fort et plus stable qui nous vient avec amaroli. Nous pouvons sentir que notre attention consciente elle aussi devient plus stable.

Une façon de le comprendre est de voir notre corps et notre système nerveux comme le véhicule de notre conscience. Quand nous fortifions la qualité de notre corps et de notre système nerveux au plan physique le plus subtil, au niveau cellulaire, nous en venons à découvrir que le véhicule de notre conscience, de la sensation de ce que nous sommes, est plus fort et plus fiable. Cela a un effet direct sur notre capacité à garder le silence intérieur immuable.

Quand nous nous asseyons pour faire nos pratiques, nous notons également le changement graduel apporté par amaroli. La qualité de notre silence intérieur dans la méditation s'approfondit et s'élargit. Les énergies extatiques que nous cultivons dans le pranayama de la respiration spinale et les pratiques annexes, deviennent plus vivantes et plus lumineuses. Tout monte de quelques degrés, quand nous ajoutons amaroli à notre programme journalier. Et, vous savez, avec le temps cela continue à s'améliorer. De même que pour le reste de notre yoga, les effets d'amaroli sont cumulatifs, allant toujours plus loin à travers les mois et les années de notre pratique quotidienne.

Quelles sont les conditions qui permettent à l'être humain d'atteindre l'illumination ? Nous avons souvent dit que c'est un changement fondamental de l'état de notre système nerveux et de l'ensemble de notre fonctionnement neurobiologique. En d'autres mots, la première condition de l'illumination est de porter le fonctionnement interne du corps humain à un niveau bien plus élevé. Alors le véhicule de notre conscience devient capable d'exprimer de façon extraordinaire les possibilités divines que nous avons en nous. Amener ce changement est le but du yoga. Pour accomplir cette transformation, nous travaillons systématiquement avec notre mental, notre corps, nos émotions, notre respiration et notre sexualité.

Avec amaroli, nous améliorons la composition chimique de notre corps au niveau le plus raffiné, jusqu'aux atomes et aux molécules. Cela crée une base physiologique qui ajoute un plus au moment où nous nous engageons dans toutes nos autres pratiques de yoga, qui nous font avancer sur la route de l'illumination. Tel est le rôle d'amaroli. A chaque étape du chemin, nous jouissons des bénéfices de nos pratiques de yoga dans la vie quotidienne. C'est pour cela que nous nous engageons dans les pratiques de yoga, pas nécessairement pour des manifestations pendant la pratique, mais bien pour les résultats que nous obtenons dans notre vie de tous les jours.

Amaroli est un aspect important du yoga. Mais il n'est pas tout le yoga. Les effets d'amaroli sont bien plus grands s'il fait partie d'une pratique journalière comprenant la méditation profonde, le pranayama de la respiration spinale et d'autres méthodes de yoga. De même, amaroli renforce l'efficacité des autres pratiques de yoga. C'est une intégration équilibrée des pratiques qui apporte le maximum d'améliorations dans tous les aspects de la vie : physique, mental, émotionnel et spirituel.

Nous avons tous tendance à rechercher la *pilule miracle*, qui, nous l'espérons et le croyons, sera capable à elle seule de tout résoudre. Certains vont très loin dans ce sens, pour découvrir un peu tard qu'ils sont passés à côté de ce qu'une approche plus large du développement personnel et spirituel aurait pu leur apporter. Cela ne veut pas dire que ceux qui sont fortement attirés par amaroli ont tort de poursuivre cette pratique avec dévotion. Cela signifie simplement qu'il y a d'autres pratiques à prendre en considération qui peuvent améliorer l'ensemble de nos résultats quand elles sont combinées dans un programme journalier bien équilibré.

Aspects additionnels d'amaroli

Nous avons tous tendance à penser à chaque pratique spirituelle en fonction de ses caractéristiques et effets spécifiques. Amaroli ne fait pas exception à cette règle, d'autant plus qu'il se pratique à un moment éloigné de nos postures de yoga et de nos pratiques assises quotidiennes. La vérité est qu'amaroli peut avoir un effet profond sur l'ensemble de nos pratiques spirituelles, grâce à la force intérieure et à l'intégration qu'il cultive dans les royaumes subtils de notre corps physique. Amaroli peut également avoir des effets positifs additionnels en relation avec d'autres pratiques et les dynamiques internes associées, aussi bien que dans les soins préventifs et curatifs.

Nous allons examiner quatre domaines où l'urinothérapie peut jouer un rôle significatif : le jeûne, les soins avec des compresses, le lavage nasal et le vajroli naturel (la montée de l'énergie sexuelle).

Jeûne et amaroli

Ainsi que discuté au chapitre 2, un jeûne occasionnel modéré peut être une pratique utile pour apporter un nettoyage interne et une guérison, car notre corps fait une pause dans la digestion et applique spontanément toute son énergie à notre purification intérieure. Quand amaroli est ajouté à une période de jeûne, les effets de nettoyage et de purification peuvent être grandement amplifiés.

Amaroli, dans quelles proportions ? Et le jeûne, jusqu'à quel point ?

Eh bien, il n'est pas recommandé de commencer ces deux pratiques en même temps pour la première fois. Il vaut mieux être bien stable dans l'une, avec de bons résultats, avant d'ajouter l'autre.

Disons, par exemple, que nous avons l'habitude de jeûner 24 heures une fois par mois et que nous nous sentons prêts pour davantage de purification pendant notre jeûne. Bien sûr, nous pouvons essayer d'augmenter notre jeûne à 48 heures. Ce serait une approche. Une autre consisterait à ajouter amaroli. Si nous pratiquons déjà amaroli dans notre routine quotidienne régulière, nous pouvons essayer pendant un jeûne de faire amaroli deux fois par jour, voire trois. Evidemment, pour maintenir une bonne hydratation, continuer à prendre des liquides fait partie intégrante de notre jeûne. Le corps élimine l'eau, non seulement par l'urine, mais aussi par le système respiratoire, la transpiration et le circuit GI.

Quelle que soit notre façon de jeûner en incluant amaroli, nous devons gérer notre pratique et revenir en arrière si c'est trop inconfortable. Nous ne pouvons assimiler qu'une quantité limitée de purification pendant une période donnée, nous gérons donc notre pratique en conséquence pour bien progresser de façon confortable et sûre.

En cas de maladie grave, des résultats remarquables sur la voie de la guérison peuvent être obtenus en jeûnant avec amaroli, particulièrement avec des jeûnes plus longs et des doses d'amaroli plus importantes. Cependant, en cas de maladie sévère, il est recommandé, en plus de l'approche prudente décrite ici, d'utiliser amaroli combiné au jeûne avec l'assistance d'un thérapeute expérimenté, et la consultation d'un docteur.

Compresses d'urine pour les blessures et les maladies de peau

L'application externe d'urine pour aider à soigner les blessures et les maladies de la peau est une pratique ancienne. Bien que peu utilisée à l'heure actuelle, elle est encore pratiquée par ceux à qui la sagesse ancienne a été transmise et qui en connaissent bien les avantages. L'usage externe de l'urine est plus efficace en combinaison avec l'amaroli de base (l'ingestion de l'urine), apportant ainsi au corps la couverture la plus large possible. Si l'on pratique amaroli tous les jours, l'application externe peut être considérée comme une méthode supplémentaire.

La zone touchée peut être massée avec de l'urine, avant d'appliquer une compresse imprégnée d'urine. Seule de l'urine fraîche devrait être utilisée, de préférence celle du patient, et les compresses devraient être changées toutes les huit heures, ou plus souvent si c'est faisable.

Beaucoup répugneront à l'usage externe de l'urine. Comme c'est le cas avec amaroli, on découvrira vraisemblablement que les bénéfices d'une application externe de l'urine l'emportent sur les préjugés. Une stigmatisation ne peut tenir longtemps devant de bons résultats. Quant aux bénéfices, à chacun de prendre sa décision.

Si, en cas de besoin, les compresses d'urine sont ajoutées pendant un jeûne avec amaroli, l'effet de guérison maximum sera atteint. Quand il s'agit des méthodes naturelles de guérison, un docteur devrait être consulté pour s'assurer que toutes les options, anciennes et modernes, ont bien été prises en considération.

Bien sûr, l'application externe de l'urine pour les blessures et les affections de la peau n'a pas grand-chose à voir avec notre progrès spirituel, si ce n'est de nous garder en bonne santé. C'est une raison bien suffisante pour en tenir compte. Nous avons besoin d'être en bonne santé pour nous engager activement dans les pratiques de yoga.

Utiliser l'urine pour la douche nasale

Utiliser l'urine pour le lavage du nez est appelé *mutra neti*, plutôt que *jala neti*. C'est une pratique très ancienne. Elle reste néanmoins une pratique non conventionnelle, dont les inconvénients dépassent la plupart du temps les avantages. Elle n'est pas recommandée pour une pratique journalière, exceptée pour de courtes périodes quand on en ressent fortement l'appel intérieur, ou éventuellement dans des cas où il est vraiment nécessaire de nettoyer et soigner les fosses nasales et/ou les sinus. En cas de problème médical, il faudrait demander l'avis d'un docteur, afin d'avoir la possibilité de profiter de la médecine moderne pour traiter un problème sérieux.

De même qu'avec jala neti, le confort dans la pratique de mutra neti dépend essentiellement de la teneur en sel. Trop de sel, comme dans l'eau de mer ou dans la plupart des urines non diluées, peut être désagréable. Si nécessaire, diluer l'urine avec de l'eau réduira la proportion de sel. Cela peut être assez compliqué, car le contenu en sel de l'urine va changer d'un jour à l'autre. Si nous avons envie de pratiquer mutra neti, tout en étant découragés par la concentration ou l'odeur, mettre juste quelques gouttes dans notre solution de neti sera une bonne façon de commencer. Un peu de sel supplémentaire peut être nécessaire pour trouver la proportion qui sera confortable. Une fois que la pratique nous est devenue familière, la quantité d'urine peut être augmentée et celle de sel diminuée. C'est ainsi qu'on procède. Chacun a son propre niveau idéal de sel convenant aux passages délicats du nez et des sinus.

Le reste de la procédure du lavage nasal est identique à ce qui a été décrit au chapitre précédent. Ajoutez ou non de l'urine, pour s'adapter aux besoins du moment. La plupart ne préfèreront pas et c'est compréhensible. Seuls quelques-uns voudront essayer. Notre illumination n'en dépend pas.

L'utilisation la plus importante d'amaroli est l'absorption matinale quotidienne, ce qui est une pratique facile et agréable à faire une fois l'habitude prise, et des résultats positifs peuvent être observés rapidement chez la plupart des personnes. De même, faire quotidiennement jala neti (la douche nasale) avec de l'eau salée ordinaire quand on en a besoin, en suivant notre intuition, nous assurera la meilleure part des bénéfices de cette pratique.

Nous faisons les pratiques de yoga pour les résultats positifs qu'elles apportent avec la plus grande efficacité.

Amaroli et le vajroli naturel

Vajroli est une pratique décrite dans le *Hatha Yoga Pradipika*, qui consiste à faire monter les fluides sexuels à l'intérieur du corps. Dans le système AYP de pratiques, nous n'allons pas jusqu'aux extrêmes décrits dans cet ancien traité de yoga. Le vajroli naturel est atteint grâce à tout un éventail de pratiques yogiques comprenant la méditation profonde, le pranayama de la respiration spinale, les asanas, mudras, bandhas, les techniques sexuelles tantriques et d'autres méthodes.

Par le *vajroli naturel*, nous entendons une aspiration naturelle des essences sexuelles à travers l'urètre dans la vessie et à travers de nombreux chemins pour qu'elles montent dans la neurobiologie. Cette montée naturelle des essences vitales évolue graduellement pour devenir un courant continuel dans la vie du pratiquant spirituel. Ce processus se produit aussi bien chez les hommes que chez les femmes, et fait intégralement partie de la montée continue de la conductivité extatique dans le corps, qui évolue encore plus loin pour devenir un rayonnement extatique allant au-delà du corps.

En lien avec cette évolution de la neurobiologie sexuelle, on peut observer une internalisation graduelle d'amaroli vers un recyclage intérieur automatique, d'où peut résulter moins d'écoulement externe. Même s'il n'y a aucune vérification scientifique de la recirculation interne de l'urine via le vajroli naturel, elle a été observée dans suffisamment de cas pour mériter d'être mentionnée. Il est bien connu que la miction peut devenir tout à fait irrégulière avec l'éveil et l'avancement de la kundalini (la conductivité extatique). On ne sait pas si amaroli proprement dit joue ou non un rôle dans cette évolution. Il suffit de dire qu'une relation existe entre amaroli et vajroli. Ce point est mentionné dans le *Hatha Yoga Pradipika* et a également été observé chez des pratiquants dans les temps modernes.

L'application intégrée de toute une gamme de pratiques de yoga donne naissance à ce phénomène. Il dépend également d'un engagement à long terme dans les pratiques du yoga. Les changements décrits ne vont pas se faire en une nuit et pour cette raison, une routine journalière régulière, pouvant être maintenue au long cours, est conseillée.

Les éléments extrêmes d'une pratique, sur lesquels les aspirants enthousiastes se précipitent parfois, ne font pas une grande différence dans le tableau général, car ils ne peuvent pas être maintenus très longtemps. De toute façon, ils ne doivent pas l'être. Ce sont les pratiques que nous pouvons faire facilement, d'une façon équilibrée, comme faisant partie de notre vie de tous les jours qui nous feront avancer régulièrement vers la montée du silence intérieur immuable, de la félicité extatique et de l'amour divin débordant.

Nous saurons que cela fonctionne en constatant, jour après jour, les résultats pratiques de notre transformation intérieure dans notre activité quotidienne.

Chapitre 5 – Mettre tout ensemble

On peut se poser quantité de questions, si l'on se contente de réfléchir à l'alimentation yogique, aux méthodes de nettoyage et à amaroli. En revanche, si grâce à la méditation profonde journalière nous avons établi les fondations solides du silence intérieur, tout trouve naturellement sa place dans l'ensemble de notre routine. A condition de ne pas pousser chaque pratique à son extrême limite. Faire encore et encore la même pratique de yoga ne va pas forcément donner les résultats escomptés. Une routine bien équilibrée est de loin la meilleure approche.

Pour cette raison nous avons dit au début : « De la modération en toutes choses… »

Même si les méthodes concernant l'alimentation et le nettoyage sont moins ésotériques que nombre de pratiques décrites dans les enseignements AYP, et peuvent s'apprendre à peu près partout, elles n'en recèlent pas moins un piège caché. Les méthodes diététiques et hygiéniques sont si intimement liées à notre style de vie qu'elles peuvent parfois induire des comportements obsessionnels, qui seront contre-productifs pour notre développement spirituel. C'est la mentalité de la *pilule miracle* et *les idées fixes* qui nous poussent à croire qu'une solution unique est bonne pour tous, en tout temps. Ce n'est évidemment pas le cas.

Nous recommandons donc d'intégrer les méthodes de façon équilibrée, en suivant notre appel intérieur. Si cette approche peut sembler théorique, en réalité elle ne l'est pas si, dans la durée, nous sommes réguliers dans nos pratiques assises quotidiennes. Le moment venu, grâce à ces pratiques, nous serons naturellement attirés vers une alimentation plus légère, plus nourrissante, et vers les méthodes de nettoyage et de rajeunissement qui correspondent à la purification spirituelle et à l'ouverture qui se produisent en nous. Les méthodes décrites dans ce livre s'intègrent ainsi naturellement sans être un fardeau pour notre style de vie et la joie qui monte dans notre vie quotidienne. En fait, intégrer nos choix de vie, y compris quand il s'agit d'alimentation et d'hygiène, fait partie de cette joie intérieure qui s'élève, accélérant ainsi son épanouissement.

Les méthodes décrites dans ce livre peuvent ainsi être mises ensemble plus efficacement, grâce aux pratiques assises quotidiennes et à une combinaison équilibrée de notre intuition intérieure grandissante et du simple bon sens. Comme toujours avec l'approche AYP des pratiques spirituelles, nous prenons les choses les unes après les autres, en restant toujours attentifs aux causes et effets et en faisant les ajustements nécessaires à un progrès stable, confortable et sans danger.

Il n'y a pas d'ordre précis pour changer notre alimentation et commencer les méthodes de nettoyages. Si nous avons médité pendant quelques mois, nous pouvons sentir l'appel pour une alimentation plus légère et plus nourrissante, pour les shatkarmas ou peut-être pour amaroli. Nous pouvons nous sentir appelés à tout entreprendre à la fois et c'est là où nous devons faire preuve de bon sens, en prenant une chose à la fois pour éviter d'en faire trop. Rome ne s'est pas faite en un jour.

Nous pouvons aussi ne sentir aucun appel pour aucune de ces méthodes. Ce n'est pas un problème. Si nous faisons les pratiques assises journalières, notre purification et ouverture intérieure arrivera et tout le reste en découlera.

Le corps extatique

Du fait que les méthodes de ce livre s'occupent d'abord du corps, les approches de l'alimentation, des shatkarmas et d'amaroli décrites ici concernent avant tout l'amélioration de la neurobiologie de notre courant d'énergie interne extatique.

L'autre partie de l'équation consiste à cultiver le silence intérieur, principalement par la méditation profonde et le samyama.

Même s'il n'y a pas de doute que le silence intérieur est à la source de notre intuition (l'appel intérieur) à nous engager dans davantage de méthodes de purification, il est tout aussi vrai que de pratiquer l'alimentation yogique, les shatkarmas et amaroli va améliorer la montée du silence intérieur. Mais cet effet ne sera pas bien grand si la méditation profonde ne fait pas déjà partie du tableau. C'est une intégration efficace des pratiques qui fait toute la différence.

Avant de sentir l'appel intérieur à changer notre alimentation, ou à nous engager dans les méthodes de nettoyage ou dans la pratique d'amaroli, nous pouvons inclure le pranayama de la respiration spinale, les asanas, mudras, bandhas et les techniques sexuelles tantriques dans notre pratique. Toutes ces méthodes ont pour but de stimuler la montée de la conductivité extatique et de la radiation dans le corps (kundalini). Une fois obtenues les prémices d'un *corps extatique*, le rôle de l'alimentation, des shatkarmas et d'amaroli nous deviendra sans doute évident, et nous agirons en conséquence.

La sensation de l'extase intérieure qui monte est multidimensionnelle et extrêmement complexe, vivifiant simultanément chacune de nos cellules. Pourtant, une dynamique fondamentale est à l'œuvre dans le corps extatique, dynamique que nous pouvons facilement observer et avec laquelle nous pouvons interagir. Il s'agit de l'éveil du nerf spinal (sushumna), et de la montée d'une biochimie lumineuse dans le circuit gastro-intestinal (GI).

Quand le nerf spinal commence à s'ouvrir extatiquement, nous en prenons très nettement conscience en levant légèrement les yeux vers le point situé entre les sourcils (sambhavi mudra), en levant la langue vers le palais ou au-dessus du voile du palais (kechari mudra), en contractant légèrement l'anus et le périnée (mulabandha/asvini), en remontant doucement le diaphragme (uddiyana/nauli), et en suspendant de façon naturelle notre respiration (kumbhaka). Un seul ou la totalité de ces mouvements subtils fera circuler l'énergie extatique dans tout notre corps et au-delà. Par un réflexe naturel, les courants énergétiques eux-mêmes provoquent ces mouvements. De cette façon, tous les aspects du yoga sont connectés intérieurement.

La fonction digestive est étroitement liée à ce processus, apportant les essences raffinées qui renforcent le corps extatique. Par conséquent, à un certain moment, pour faciliter encore davantage la neurobiologie et le flot extatique dans tout le corps, nous serons naturellement portés vers certaines des approches et méthodes décrites dans ce livre. C'est un processus naturel d'épanouissement, qui conduit en définitive à une condition permanente de silence intérieur immuable, de félicité extatique et d'amour divin débordant.

Gérer les pratiques (self-pacing)

Dans l'ancien temps, nous aurions pu aller vers un enseignant ou un *gourou*, et l'enseignant nous aurait dit quelles pratiques entreprendre. Si quelque chose ne fonctionnait pas avec nos pratiques, nous serions retournés vers l'enseignant et il ou elle nous aurait dit quels ajustements faire, et ainsi de suite, des allers et retours. Quel manque de chance si notre enseignant s'était trouvé de l'autre côté de la ville ou à l'autre bout du monde ! Bien des enseignements spirituels se donnaient seulement à certains endroits de la terre pour le petit nombre de pratiquants qui avaient la bonne fortune de ne pas être trop éloignés. C'est ainsi que la connaissance spirituelle s'est transmise à travers les siècles. Ce n'était pas très efficace. Il est donc logique qu'historiquement les pratiques spirituelles n'aient été disponibles que pour très peu de personnes, d'où leur qualification d'*ésotériques.*

Maintenant que nous sommes dans *l'âge de l'information*, la connaissance peut être communiquée partout et rapidement aux pratiquants. Internet permet également le retour rapide des informations. Les nouvelles technologies ont elles résolu le défi d'apporter les ajustements aux pratiques dont nous avons besoin pour nous adapter aux changements continuels que nous expérimentons ? Seulement en partie. Alors que les communications ont fait d'énormes progrès et que bien plus d'informations sur les pratiques sont disponibles, la mise au point des pratiques demande quand même une supervision très précise. En réalité, les adaptations demandent une supervision plus précise qu'aucun gourou ne sera *jamais* capable de faire, que ce soit un gourou à l'ancienne proche de nous ou un enseignant avec lequel nous serions en relation par internet. Etre dirigé par un autre n'est tout simplement pas suffisant. Cela n'a jamais été suffisant. Cela doit venir de l'intérieur. Le gourou véritable est en nous et il en a toujours été ainsi.

Davantage de progrès spirituel devient possible pour tous dès que ce point essentiel a été compris. Une des premières manifestations de cette autosuffisance est l'émergence d'une gestion prudente (*self-pacing*) de pratiques spirituelles puissantes, et d'un progrès spirituel spectaculaire et sans danger qui n'était pas disponible pour un grand nombre de personnes dans le passé

De nos jours, nous voyons que quasiment tout le monde a la capacité de gérer ses pratiques pour tenir compte de la façon dont l'expérience change, à mesure que la purification intérieure progresse selon un parcours qui est unique pour chacun d'entre nous. Nous avons seulement besoin de quelques instructions de base quant aux symptômes d'excès et sur la façon de les équilibrer dans nos pratiques.

Une bonne gestion n'est pas seulement la clé pour maintenir stables les pratiques que nous faisons déjà, c'est aussi la clé pour en commencer de nouvelles. Il s'agit de rester stable dans les pratiques que nous faisons déjà, et de garder cette stabilité à mesure que nous en ajoutons de nouvelles.

Cette connaissance s'applique à toutes les pratiques assises et à toutes les autres catégories de pratiques que nous pouvons introduire dans notre vie quotidienne, y compris les changements apportés à notre alimentation ou l'addition des shatkarmas et d'amaroli.

La clé pour augmenter nos pratiques est d'être stables dans tout ce que nous faisons déjà, et de monter ensuite les échelons, en observant ce qui se passe pour pouvoir faire les corrections nécessaires, afin de maintenir la stabilité de nos pratiques sur le long cours. Si nous ne le faisons pas, nous pouvons nous trouver dans la situation d'avoir entassé trop de choses au risque de compromettre tout notre programme et d'être obligés de nous arrêter, à cause de symptômes désagréables excessifs. Dans ce cas, nous n'aurons plus de pratique du tout. Il est bien préférable d'avancer graduellement, un échelon après l'autre.

Par exemple, si nous avons pratiqué la méditation profonde pendant quelques semaines ou mois, et que nous sentons le besoin de manger plus légèrement (ce qui est naturel), il n'est pas indispensable pour répondre à ce besoin d'adopter tout de suite une alimentation strictement végane (sans produits animaux, laitages compris). Un désir fort peut être là, mais si nous nous forçons à aller dans cette direction trop rapidement, il nous sera difficile de maintenir un changement durable. Vraisemblablement nous serons obligés, pour réduire le stress, de faire marche arrière et de revenir à notre point de départ.

C'est le problème de tout changement extrême de notre alimentation. On a du mal à s'y tenir. Il en va de même de n'importe quelle modification radicale de notre style de vie. Elle dure rarement. Il vaut bien mieux procéder par étapes que nous pouvons assimiler et avec lesquelles nous pouvons vivre longtemps, et nous diriger graduellement dans la direction où nous appelle notre voix intérieure. C'est une part essentielle de la gestion des pratiques. Cela permet de mettre un peu de bon sens dans notre aspiration spirituelle (bhakti). Il y a des moments où cette aspiration peut être vraiment irrésistible, nous incitant à des mesures extrêmes et insoutenables. Notre bon sens sait mieux ce qu'il faut faire. Savoir gérer ses pratiques (self-pacing) a ce pouvoir.

Notre soif spirituelle voudrait que nous soyons illuminés aujourd'hui même, mais notre corps a besoin d'un certain temps pour faire le travail. Cela peut se faire en utilisant une intégration efficace de moyens, avec une gestion prudente sur la durée.

Une fois un changement fait dans nos pratiques, notre alimentation, etc., il y aura encore bien des fois sur notre chemin où nous devrons faire des ajustements. Si nous adaptons nos pratiques quand c'est nécessaire, nous pourrons continuer à progresser avec stabilité dans la durée. Si nous ne le faisons pas, nous nous précipiterons dans des difficultés susceptibles de compromettre tout notre voyage.

Personne ne peut gérer nos pratiques pour nous. Une fois les principes bien en main, c'est à nous de les utiliser avec sagesse. C'est particulièrement important quand il s'agit de changements dans l'alimentation, de shatkarmas ou d'amaroli, qui sont des nouveautés dans notre façon de vivre, plutôt que des adaptations de notre programme de pratiques assises de yoga, adaptations plus faciles à quantifier. Nous saurons que le moment est venu pour des ajustements, si c'est de l'intérieur que nous nous sentons appelés à les faire. L'appel intérieur peut être très fort. Il nous appartient de gérer les changements de manière à nous assurer durablement un progrès régulier et confortable en toute sécurité. C'est possible !

La tranquillité en action

Vous pouvez lire ce livre pour bien des raisons. Peut-être pour répondre à des préoccupations concernant votre santé. Ou peut-être pour explorer la relation de l'alimentation, des shatkarmas et d'amaroli avec le développement spirituel.

Quelles que soient nos raisons, nous recherchons tous la même chose : le *bonheur*.

Pour certains de nous, le bonheur signifie une *bonne santé*. Pour d'autres, *l'illumination*. Chacun cherche le bonheur à sa façon.

Heureusement, si nous suivons une approche pratique du yoga, comprenant les principes et les méthodes discutés dans ce livre, nous améliorerons à la fois notre santé et notre progression vers l'illumination. Nos actions sont bien plus importantes que nos raisons. Si nous avons des raisons qui nous motivent à agir, quelles qu'elles soient, elles sont bien assez bonnes. De telles raisons sont une bénédiction, même si, sur le moment, cela ne semble pas être le cas : par exemple un mal-être dans notre vie personnelle, ou une santé défaillante. L'une ou l'autre raison nous poussera à chercher une solution. Quand nous voyons une ouverture, une lueur d'espoir, il nous faut aller résolument dans cette direction. Quand nous cherchons, nous trouvons. Nous entendrons l'appel intérieur.

Il y beaucoup à gagner en explorant et en utilisant les méthodes du yoga, ne serait-ce qu'un peu. Bien sûr, une pratique régulière pendant des mois et des années nous apportera bien plus de bénéfices. Si nous sommes déterminés et continuons à pratiquer sur le long terme, nous pourrons expérimenter un bonheur intérieur sans fin. Le long du chemin, il y aura de nombreuses récompenses.

Dans le yoga, le progrès dépend du silence intérieur cultivé dans la méditation profonde journalière. Ce n'est pas difficile. Il suffit de deux courtes assises par jour pour avoir tout ce dont nous avons besoin pour établir en nous la fondation du silence intérieur, silence qui va stimuler toutes les autres pratiques de yoga, y compris les approches de l'alimentation, les shatkarmas et amaroli.

Dans le court comme dans le long terme il s'agit de silence intérieur ou de tranquillité intérieure. A mesure que nous progressons, la tranquillité *se met en mouvement* en nous et au dehors de nous dans notre environnement. C'est ainsi que notre comportement s'améliore de tant de façons.

En nous tranquillisant intérieurement, nous commençons à changer pour notre bien et pour celui de ceux qui sont autour de nous. Nous appelons cela la *tranquillité en action*.

Ce n'est pas un processus monotone. La tranquillité en action est béatitude et extase. Elle est amour et elle a un but. La tranquillité en action est pur bonheur.

Quel rapport avec notre alimentation et ces techniques de nettoyage ? Quel rapport avec la thérapie par l'urine ?

Notre corps est le temple du divin, la *Cité de Dieu*. Nous sommes la porte. Nous pouvons utiliser bien des moyens pour ouvrir notre porte au flot divin venu de l'intérieur : la méditation profonde, le pranayama de la respiration spinale, les postures et les mouvements physiques internes. Même notre sexualité peut être mise à contribution pour favoriser notre épanouissement spirituel.

Même si ce que nous mangeons et nos pratiques d'hygiène interne ne sont sans doute pas les principaux moyens pour ouvrir la porte, ce sont des méthodes importantes pour renforcer l'ensemble du yoga. Elles constituent la branche du yoga appelée *pureté*. Toutes les branches du yoga sont connectées, chacune stimulant les autres. Nos pratiques assises vont stimuler l'alimentation, les shatkarmas et amaroli, et vice versa.

C'est un voyage multidimensionnel de méthodes intégrées et d'étapes, chacune prise avec modération, et équilibrée par une bonne gestion pour produire les effets les meilleurs.

A la fin, toute notre vie n'est plus que tranquillité en action, un flot divin continu passant à travers nous, en chacun et en chaque chose autour de nous. C'est un état d'Unité, toujours tranquille et toujours en action dans une joie éternelle.

Annexe

Conseils d'alimentation ayurvédique

L'ayurvéda est le système traditionnel de l'Inde de médecine naturelle et de guérison. Ayurvéda signifie *science de la vie et de la longévité.* Contrairement à l'approche occidentale moderne de la santé qui se focalise sur le traitement de la maladie quand elle survient, l'ayurvéda a d'abord pour but de prévenir la maladie par un mode de vie équilibré, comprenant les pratiques journalières du yoga, et d'autres mesures encourageant l'harmonie interne et la santé. Quand la maladie est là, l'ayurvéda cherche à rétablir l'équilibre pour faciliter l'auto-guérison. Même avec toute sa technologie, la médecine moderne compte aussi sur les pouvoirs internes de guérison du patient. Quelle que soit notre approche de la médecine, ce sont toujours les processus naturels de guérison du patient que nous cherchons à favoriser.

Quand les choses en viennent au point où des interventions radicales avec prescription de médicaments et/ou opération chirurgicale sont nécessaires, il n'y a pas de doute que la médecine moderne peut sauver des vies, et nous pouvons nous trouver en situation d'en bénéficier et en être reconnaissants. Mais à quel coût ?

Avant d'avoir une maladie chronique, nous pouvons faire beaucoup pour notre santé et notre longévité par notre façon de vivre et par les méthodes douces de l'ayurvéda, éprouvées par le temps. Nous serons donc bien avisés de profiter de cette science ancienne.

Même si l'ayurvéda propose quantité de traitements, y compris toutes les méthodes du yoga, dans cette annexe nous n'en examinerons qu'une : l'utilisation de l'alimentation pour aider à maintenir et à rétablir l'équilibre de nos énergies internes. Pour en savoir plus sur toute l'étendue des méthodes de l'ayurvéda, il est conseillé de consulter un praticien ayurvédique qualifié, une clinique ou de souscrire à un programme d'étude individuel.

Sur le chemin spirituel l'alimentation est particulièrement importante, au moment où la purification et l'ouverture de notre neurobiologie en cours peuvent mettre au défi l'équilibre de nos énergies internes. Comme nous l'avons vu au chapitre 2, le système digestif joue un rôle clé dans cette évolution, nous allons donc examiner plus en détail le point de vue de l'ayurvéda sur l'alimentation.

Les *doshas* sont au cœur de l'ayurvéda. Ce sont les trois humeurs biologiques internes qui déterminent la constitution d'un individu : *Vata* (mouvement), *Pitta* (chaleur), et *Kapha* (structure). Les thérapies ayurvédiques ont pour but l'équilibre des doshas, ce qui assure les bases d'une bonne santé physique et spirituelle. Pour cela il faut *équilibrer* ou *apaiser* un ou plusieurs doshas trop forts dans leur relation aux autres.

Comment identifierons-nous le dosha qui est déséquilibré ?

Le premier élément à prendre en considération est notre constitution corporelle innée. Celle que nous avons reçue à la naissance. Nous avons tous en nous des tendances qui détermineront comment l'énergie (le prana) coule dans notre corps.

Le deuxième élément est le déséquilibre particulier, quel qu'il soit, que nous pouvons avoir dans le présent, déséquilibre influencé par notre constitution d'origine, notre style de vie, y compris nos habitudes personnelles, notre alimentation, notre environnement et la façon dont nous menons nos pratiques spirituelles.

Les explications qui suivent peuvent nous donner une idée générale de la façon dont les doshas se manifestent en nous :

- **Vata** – Le mouvement des pensées, des émotions et du corps. <u>Sommes-nous d'un naturel actif, souple et curieux</u>, ou sommes-nous tellement agités que nous n'arrivons pas à avoir une activité efficace ? Notre mental et nos émotions sont-ils incontrôlables ?

- **Pitta** – La quantité de chaleur générée dans notre corps, particulièrement par la digestion. <u>Sommes-nous d'un naturel concentré et actif</u>, ou fougueux et colérique ? Avons-nous tendance à des éruptions cutanées ?

- **Kapha** – Le degré de structure de notre nature et de notre vie. <u>Sommes-nous d'un naturel stable et fiable</u>, ou sommes-nous englués dans l'inertie ? Avons-nous du mal à agir ? Avons-nous tendance à prendre du poids ?

Une évaluation détaillée de nos doshas peut être obtenue d'un praticien ayurvédique et avec les nombreux programmes qui permettent de s'évaluer soi-même. Chacun de nous est un mélange des caractéristiques qui ont été décrites. Quand nos doshas sont équilibrés, les caractéristiques favorables soulignées ci-dessus prédominent. Si un ou plusieurs de nos doshas sont déséquilibrés, nous risquons d'avoir certains des symptômes indésirables.

Les six saveurs et l'équilibre des doshas
L'alimentation peut jouer un rôle clé pour équilibrer les doshas. Pour cela, il faut gérer la prise des différents types de nourriture, qui sont classés en fonction des six saveurs et de la façon dont elles affectent notre constitution interne. Les six saveurs et les types de nourriture associés comprennent :

1. **Sucré** – Fruits, céréales, sucres, lait.
2. **Acide** – Fruits acides, yaourts, nourriture fermentée.
3. **Salé** – Sels naturels ou artificiels, légumes de mer.
4. **Amer** – Légumes à feuilles vert foncé, certaines herbes et épices.

5. **Piquant** (fort) – Piments, ail, certaines herbes et épices.
6. **Astringent** (sec) – Légumineuses, fruits et légumes crus, certaines herbes.

Les six saveurs ont tendance à équilibrer ou aggraver les trois doshas ainsi que le montre ce tableau :

Saveur	Vata	Pitta	Kapha
Sucré	Equilibre	Equilibre	Aggrave
Acide	Equilibre	Aggrave	Aggrave
Salé	Equilibre	Aggrave	Aggrave
Amer	Aggrave	Equilibre	Equilibre
Piquant	Aggrave	Aggrave	Equilibre
Astringent	Aggrave	Equilibre	Equilibre

Avec cette information, nous pouvons construire un régime ayurvédique complet pour aider à équilibrer nos énergies internes, ce qui nous aidera à rester en bonne santé. Notez que les herbes et les épices sont mentionnées dans les différentes catégories de saveurs ci-dessus. Elles peuvent jouer un rôle significatif en équilibrant les doshas, ainsi qu'indiqué dans les tableaux de cette annexe. Une utilisation plus ciblée des herbes, des épices et des autres compléments ayurvédiques (minéraux) est un champ de connaissance important pour faire face à des déséquilibres chroniques des doshas, et des experts de ce domaine spécialisé peuvent être consultés en cas de besoin.

En examinant le tableau ci-dessus, nous pouvons nous rendre compte à quel point une alimentation médiocre a contribué aux problèmes de santé de notre société moderne. Ce n'est pas un secret. On sait très bien qu'un excès de glucides (sucrés), de nourritures fermentées (acide) et salées a conduit à une épidémie de problèmes de santé dans quantité de pays. Si tout le monde avait une constitution vata innée, ce ne serait pas un tel problème. Mais ce n'est pas le cas. Une alimentation unique ne convient pas à tout le monde et c'est bien le message essentiel de ces directives de l'ayurvéda.

Intérieurement nous le savons et, pour cette raison, en avançant dans les pratiques du yoga, nous nous sentons appelés à changer notre alimentation.

L'éveil de nos énergies internes extatiques (kundalini) a une importance toute particulière dans le yoga. Cet éveil va stimuler en nous tout un éventail de changements neurobiologiques et peut provoquer un déséquilibre de nos doshas. Pitta est le signe d'un tel déséquilibre de la kundalini : beaucoup de chaleur générée dans le corps à mesure que la neurobiologie est purifiée par le flot de l'énergie interne qui a considérablement augmenté. C'est souvent accompagné d'un déséquilibre de vata (quantité de mouvements de l'énergie interne), de sorte qu'il est fréquent d'avoir à la fois un déséquilibre de pitta et vata quand nous avançons sur notre chemin spirituel vers l'éveil de la conductivité extatique et du rayonnement. Utiliser les principes de l'alimentation ayurvédique peut nous aider dans ces moments en adoucissant notre voyage sur la route vers l'illumination.

Les tableaux des pages suivantes ont été faits en utilisant les saveurs de base et les critères des doshas discutés ci-dessus. Même si les aliments sélectionnés appartiennent avant tout à l'hémisphère occidental, les mêmes critères peuvent être utilisés pour privilégier ou éviter les nourritures d'ici ou d'ailleurs en fonction des caractéristiques de leur saveur prédominante. Utiliser ces tableaux peut nous aider quand nous nous dirigeons vers le garde-manger ou le frigidaire, pour autant que nous sachions quels doshas sont déséquilibrés. Avec quelques connaissances de base à disposition, ce n'est pas bien difficile.

Aucune de ces règles alimentaires n'est gravée dans le marbre. Que faire, par exemple, si vous avez un déséquilibre classique dû à la kundalini impliquant à la fois pitta et vata ? Les régimes pour équilibrer vata et pitta marchent dans certains cas et pas dans d'autres. Avec les énergies internes, il faut avancer sur la pointe des pieds, favorisant tantôt les nourritures qui équilibrent pitta et tantôt celles qui équilibrent vata, en tenant compte de nos expériences du jour, de la semaine et du mois. Avec un peu de persévérance et en utilisant avec sagesse les différentes variétés d'aliments, cette approche peut fonctionner. Trouver l'alimentation correcte est souvent une question d'essais et d'erreurs. Il en va de même avec n'importe quel genre de déséquilibre des doshas.

Il faut aussi prendre en considération les connaissances actuelles pour équilibrer une consommation modérée de glucides, protéines et graisses tout en ayant un apport correct de fruits, légumes, fibres et boissons. Il faut tenir compte de nombreux facteurs quand nous mélangeons les savoirs anciens et modernes. En avançant sur notre chemin spirituel, en choisissant avec sagesse, nous pouvons tirer le meilleur des deux mondes. Les tableaux d'alimentation ayurvédique révèlent bien des opportunités.

Sur la route du yoga, au fur et à mesure que les énergies internes entrent en jeu et purifient le système nerveux à un rythme soutenu, des changements peuvent se produire dans l'équilibre des doshas. Il est intéressant de noter que si, à travers tous ces changements, nous persévérons dans nos pratiques de yoga, nous en arriverons en définitive à être pratiquement insensibles aux effets d'à peu près n'importe quel type de nourriture. Dans la mesure où l'alimentation est liée à notre condition spirituelle, nous pouvons le vérifier quand nous sommes devenus le silence intérieur immuable, la félicité extatique et l'amour divin débordant. En fin de compte notre développement spirituel va au-delà des effets de la nourriture ou de l'état de nos doshas. Dans ces conditions, notre conscience sera bien moins influencée par l'alimentation, même si nous pouvons continuer à manger sainement dans l'intérêt de notre santé physique et de notre longévité. Pourquoi pas ?

Entre-temps, en prêtant quelque attention à notre alimentation nous facilitons à la fois notre voyage spirituel et notre santé physique. Les suggestions d'alimentation ayurvédique présentées dans les tableaux ci-dessous peuvent aider, si elles sont utilisées avec bon sens en même temps qu'une pratique journalière de yoga : méditation profonde, pranayama de la respiration spinale, etc. Les pratiques de yoga contribuent également à équilibrer nos doshas, si on les fait avec prudence en tenant compte des principes d'une bonne gestion (self-pacing) pour en tirer le meilleur.

Les trois tableaux suivants suggèrent les aliments permettant d'équilibrer les doshas : *Vata, Pitta et Kapha.*

Onze catégories de nourriture sont traitées pour chaque dosha : fruits, légumes, céréales, produits animaux, légumineuses, fruits à coque, graines, édulcorants, condiments (pour l'assaisonnement), produits laitiers et huiles.

Mangez avec sagesse pour progresser en douceur dans la spiritualité, avoir une bonne santé et vivre longtemps et que cela soit un plaisir !

Suggestions pour équilibrer vata

	Equilibre ?	Favoriser ou éviter
Fruits	oui	Fruits sucrés, abricots, avocats, bananes, baies, cerises, noix de coco, figues (fraîches), pamplemousses, raisins, citrons, mangues, melons (doux), oranges, papayes, pêches, ananas, prunes
	non	Fruits secs, pommes, canneberges (cranberries), poires, kaki, grenades, pastèques
Légumes	oui	Légumes cuits, asperges, betteraves, carottes, concombres, ail, haricots verts, gombo (cuit), oignons (cuits), patates douces, radis, courgettes
	non	Légumes crus, brocolis, choux de Bruxelles, choux, chou-fleur, céleris, aubergines, légumes verts à feuilles, laitues*, champignons, oignons (crus), persil*, petits pois, poivrons, pommes de terre (blanches), épinards*, pousses germées*, tomates (* signifie que c'est autorisé en quantité modérée assaisonnée d'huile)
Céréales	oui	Avoine (cuite), riz, blé
	non	Orge, sarrasin, maïs, millet, avoine (sèche), seigle
Produits animaux	oui	Bœuf, poulet/dinde (viande blanche), œufs (au plat/brouillés), produits de la mer
	non	Agneau, porc, lapin, gibier
Légumineuses	oui	Haricots mungo, tofu, lentilles noires et rouges
	non	Toutes les autres légumineuses
Fruits à coque	oui	Tous les fruits à coque en petite quantité
Graines	oui	Toutes les graines avec modération
Edulcorants	oui	Tous les édulcorants à l'exception du sucre blanc
	non	Sucre blanc
Condiments	oui	Toutes les épices sont bonnes
Produits laitiers	oui	Tous les produits laitiers avec modération
Huile	oui	Toutes les huiles sont bonnes

Suggestions pour équilibrer pitta

	Equilibre ?	Favoriser ou éviter
Fruits	oui	Fruits sucrés, pommes, avocats, noix de coco, figues, raisins (noirs), mangues, melons, oranges (douces), poires, ananas (sucrés), prunes (sucrées), grenades, pruneaux, raisins secs
	non	Fruits acides, abricots, baies, bananes, cerises, canneberges (cranberries), pamplemousses, raisins (verts), citrons, oranges (amères), papayes, pêches, ananas (acides), kaki, prunes (acides)
Légumes	oui	Légumes doux et amers, asperges, brocolis, choux de Bruxelles, choux, concombres, chou-fleur, céleris, haricots verts, légumes à feuilles, laitues, champignons, gombo, petits pois, persil, poivrons (verts), pommes de terre, pousses germées, courgettes
	non	Légumes piquants, betteraves, carottes, aubergines, ail, oignons, poivrons (piquants), radis, épinards, tomates
Céréales	oui	Orge, avoine (cuite), riz (basmati), riz (blanc), blé
	non	Sarrasin, maïs, millet, avoine (sèche), riz (brun), seigle
Produits animaux	oui	Poulet/dinde (viande blanche), œufs (le blanc), lapin, crevettes (en petites quantités), gibier
	non	Bœuf, œufs (le jaune), agneau, porc, produits de la mer
Légumineuses	oui	Toutes les légumineuses à l'exception des lentilles
	non	Lentilles
Fruits à coque	oui	Noix de coco
	non	Tous les autres fruits à coque
Graines	oui	Tournesol, courge
	non	Toutes les autres graines
Edulcorants	oui	Tous les édulcorants à l'exception de la mélasse et du miel
	non	Mélasse, miel
Condiments	oui	Coriandre, cannelle, cardamome, fenouil, curcuma, poivre noir (en petite quantité)
	non	Toutes les autres épices
Produits laitiers	oui	Beurre (non salé), fromage frais (cottage cheese), ghi (beurre clarifié originaire de l'Inde), lait
	non	Babeurre, fromage, crème aigre, yaourt
Huile	oui	Noix de coco, olive, tournesol, soja
	non	Amande, maïs, carthame, sésame

Suggestions pour équilibrer kapha

	Equilibre ?	Favoriser ou éviter
Fruits	oui	Pommes, abricots, baies, cerises, canneberges (cranberries), figues (sèches), mangues, pêches, poires, kaki, grenades, pruneaux, raisins secs
	non	Fruits sucrés et acides, avocats, bananes, noix de coco, figues (fraîches), pamplemousses, raisins, citrons, melons, oranges, papayes, ananas, prunes
Légumes	oui	Légumes piquants et amers, asperges, betteraves, brocolis, choux de Bruxelles, choux, carottes, chou-fleur, céleri, aubergine, ail, légumes verts à feuilles, laitue, champignons, gombo, oignons, persil, petits pois, poivron, pommes de terre (blanches), radis, épinards, pousses germées
	non	Légumes juteux et sucrés, concombre, patates douces, tomates, courgettes
Céréales	oui	Orge, maïs, millet, avoine (sèche), riz (en petite quantité-basmati), seigle
	non	Avoine (cuite), riz (brun), riz (blanc), blé
Produits animaux	oui	Poulet/dinde (viande brune), œufs (sauf aux plats ou brouillés), lapin, crevette, gibier
	non	Bœuf, agneau, porc, fruits de mer
Légumineuses	oui	Toutes les légumineuses, sauf celles mentionnées
	non	Haricots rouges, graines de soja, lentilles noires, haricots mungo
Fruits à coque	non	Aucun fruit à coque
Graines	oui	Tournesol, courge
	non	Toutes les autres graines
Edulcorants	oui	Miel cru
	non	Tous les autres édulcorants
Condiments	oui	Tous les condiments à l'exception du sel
	non	Sel
Produits laitiers	oui	Ghi (beurre clarifié originaire de l'Inde), lait de chèvre
	non	Tous les autres produits laitiers
Huile	oui	Amande, maïs, tournesol (toutes avec modération)
	non	Toutes les autres huiles

Livres et assistance

Yogani est un scientifique américain qui, depuis plus de quarante ans, s'est consacré à la vie spirituelle et à intégrer les techniques anciennes du monde entier qui cultivent la transformation spirituelle de l'être humain. L'approche n'est pas sectaire et ouverte à tous. Ses livres sont les suivants :

en anglais:

Advanced Yoga Practices – Easy Lessons for Ecstatic Living (Two Volumes)
Deux livres d'usage facile comportant près de 500 leçons détaillées sur le système de pratique AYP.

AYP Support Forum Posts of Yogani, 2005-2010
Environ 2'000 courriels apportant des commentaires fouillés sur l'enseignement AYP.

The Secrets of Wilder – A Story of Inner Silence, Ecstasy and Enlightenment
Un roman d'aventures spirituelles.

The AYP Enlightenment Series (Eleven Volumes)
Livres sur les pratiques spirituelles, concis et faciles à lire :
- *Deep Meditation – Pathway to Personal Freedom*
- *Spinal Breathing Pranayama – Journey to Inner Space*
- *Tantra – Discovering the Power of Pre-Orgasmic Sex*
- *Asanas, Mudras and Bandhas – Awakening Ecstatic Kundalini*
- *Samyama – Cultivating Stillness in Action, Siddhis and Miracles*
- *Diet, Shatkarmas and Amaroli – Yogic Nutrition and Cleansing for Health and Spirit*
- *Self-Inquiry – Dawn of the Witness and the End of Suffering*
- *Bhakti and Karma Yoga – The Science of Devotion and Liberation Through Action*
- *Eight Limbs of Yoga – The Structure and Pacing of Self-Directed Spiritual Practice*
- *Retreats – Fast Track to Freedom – A Guide for Leaders and Practitioners*

- Liberation – The Fruition of Yoga

Pour avoir les dernières informations sur les écrits de Yogani et pour bénéficier gratuitement de l'aide du *forum AYP*, veuillez-vous reporter à :

www.advancedyogapractices.com

en français :

Les livres de « The AYP Enlightenment Series », AYP – Série pour l'illumination spirituelle, sont traduits en premier :

Déjà parus :
- *La méditation profonde – Le chemin vers la liberté personnelle*
- *Le pranayama de la respiration spinale – Un voyage vers l'espace intérieur*
- *Tantra - Découvrir le pouvoir du sexe préorgasmique*
- *Asanas, mudras et bandhas – Eveiller la kundalini extatique*
- *Samyama – Cultiver la tranquillité en action, siddhis et miracles*
- *Alimentation, Shatkarmas et amaroli – Alimentation yogique & nettoyage pour le corps et l'esprit*

Un site internet a été créé en français en août 2010 avec pour objectif de faire connaître au public francophone l'enseignement AYP :

www.aypsite.ch

www.ingramcontent.com/pod-product-compliance
Lightning Source LLC
Chambersburg PA
CBHW050357290526
45786CB00003B/1022